Köppel · Von Hunden und Menschen

Uli Köppel

Von Hunden und Menschen

Neue Basis für eine artgerechte Erziehung

Augustus

Bildnachweis:
DIZ/SV Bilderdienst: Seite 15; Juniors Bildarchiv: Seite 14, 18, 36, 55; Mauritius Bildagentur: Seite 19, 25, 34, 73, 121, 128; Reinhard: Seite 22, 95
Allen anderen Abbildungen: Uli Köppel

Die Deutsche Bibliothek - CIP-Einheitsaufnahme
Ein Titeldatensatz für diese Publikation ist bei Der Deutschen Bibliothek erhältlich

Dieses Buch folgt den Regeln der neuen deutschen Rechtschreibung

Augustus Verlag München 2002

Umschlaggestaltung: herbert & herbertsfrau, Augsburg
Satz und Gestaltung: Hartmut Czauderna, München
auf Appl Macintosh, QuarkXPress
Reproduktion: Repro Ludwig, Zell am See
Druck und Bindung: Printer Trento S.r.l., Trient
Gedruckt auf chlorfrei gebleichtem Papier
Printed in Italy

ISBN 3-8043-7256-2

Inhalt

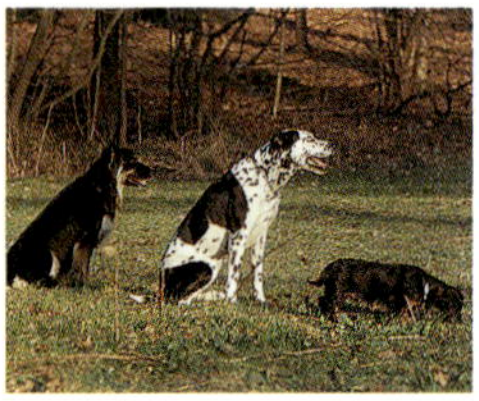

Von Wesensschwächen, Angstbeißern und anderen Irrtümern 59

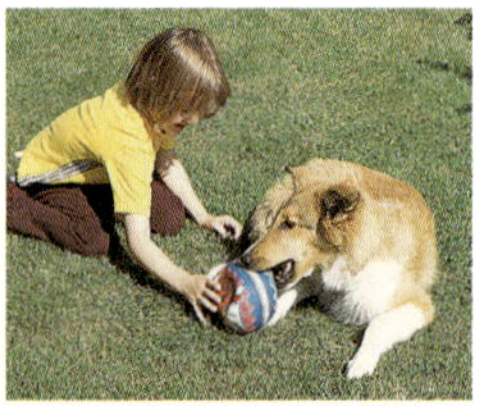

Hund und Familie oder Familie mit Hund 77

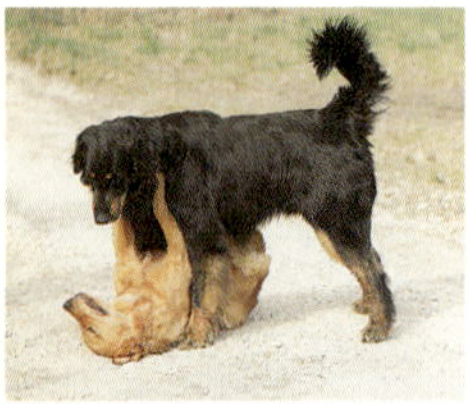

Erziehungspraxis 85

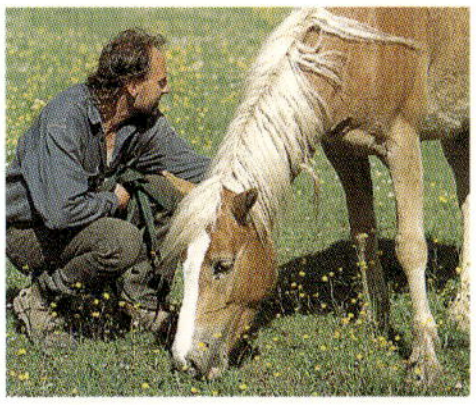

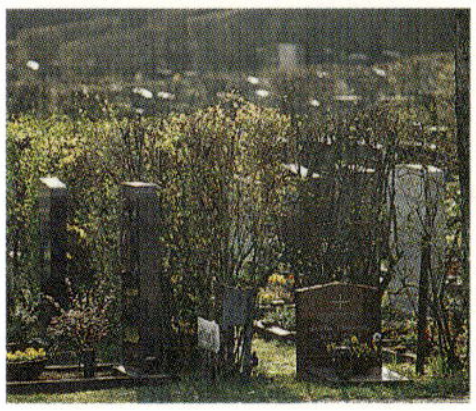

Statt eines Vorworts

Lieber Uli,

in eines seiner Bücher hat Eberhard Trumler mir folgende Widmung hinein geschrieben: »... damit Du wieder ein Buch von mir in die Ecke schmeißen kannst.« Dies, so hatte ich ihm nach der Lektüre seines vorangegangenen Buches geschrieben, hätte ich am liebsten immer wieder tun wollen. Wir waren eben nicht in allem gleicher Meinung, wie Du weißt. Wir stritten uns z.B. um solch kynologisch hoch »wichtige« Fragen, ob nun der Vaterrüde seine Welpen im Sinne eines hehren Zieles erzieht, wie Eberhard und du meinten, oder Erziehung nur im Sinne von Selbstverteidigung zu verstehen sei, wie ich es meinte. Ansonsten waren wir uns fast im allen einig. Aber eben nur fast. Und so stritten wir leidenschaftlich weiter.
Was waren das für schöne Zeiten! Wir Wenigen, die wir uns damals wissenschaftlich mit Hunden und anderen Caniden beschäftigten, diskutierten, stritten und einigten uns um völlig nebensächliche Fragen. Denn im Grunde waren wir uns darüber einig, was der Hund für ein Tier sei; ein domestizierter Abkömmling des Wolfes eben, ein Hauswolf mit all seinen Fähigkeiten und Beschränkungen. Wir hatten einige gemeinsam ausgemachte Feindesgruppen im Visier, die feinen Damen etwa im Pudelklub mit ihrem ganzen Tüddeletü rund um den Hund oder manch einen Herren im Schäferhundverein mit seinem Unterordnungswahn auf dem Hundeplatz. Aber auch die, so meinten wir, würden wir bald in unser Lager ziehen. Denn schließlich sei der Hund ein Tier, ein ganz bestimmtes zwar, aber eben ein Tier, das man nur seiner Art entsprechend behandeln dürfe. Dann wären viele der Probleme die Hunde mit Ängsten und Aggressionen haben, mit ihren vielen Krankheiten und Neurosen zu beheben. Das müsste doch jeder Hundebesitzer, Züchter oder Aus-

bilder verstehen. Da Hunde nicht wie Menschen werden können, müssen wir halt im Umgang mit ihnen »hündisch« lernen. Welchem Trugschluss wir da aufsaßen, beweist dein neues Buch. Du warst einer von Eberhard Trumlers engsten Schülern und hast damals selbst mit erlebt, welcher Ruck durchs kynologische Deutschland ging, als Eberhards Bücher auf den Markt kamen. Doch jetzt, mehr als dreißig Jahre später müssen wir feststellen, dass die Vermenschlichung des Hundes nicht etwa abgenommmen hat, sondern zunehmend aberwitzige Blüten treibt. Es ist, als ob all die wissenschaftlich fundierte, all die sachliche Argumentation von damals nichts, aber auch gar nichts genützt hat und die Menschen immer mehr im Hund nur noch eins sehen – ihr Ebenbild in Kindformat. Der Hund, Opfer der modernen Egomanie des Menschen. Armer Hund!

Wirklich fatal wurde die ganze Entwicklung dadurch, dass sich nicht nur viele Hundebesitzer, sondern auch immer mehr »Kynologen« dem Zeitgeist beugen und mit geradezu missionarischem Eifer Bücher über immer neuere Methoden sanfter, positiv verstärkender, gewaltfreier Techniken zur Haltung, Ausbildung, Therapie, Aufzucht oder übers »richtige Spielen« mit dem Hund schreiben. Häufig genug bieten sie zusätzlich ein ganzes Sortiment an Zubehörfirlefanz an, ebenso exklusiv wie teuer. Die Fangemeinschaften der verschiedenen Gurus dieser »esoterischen Kynologie« wachsen, die Umsätze steigen, sanfte Hundeschulen sprießen wie Pilze aus dem Boden, immer neue Inbücher überschwemmen den Markt. Nur den Hunden geht es immer schlechter.

Erst wenn wir es schaffen, das Fehlverhalten der Menschen im Umgang mit ihren Hunden zu verändern, verändern wir auch die Lebensbedingungen für die Hunde und damit ihr Verhalten. Deswegen sind Bücher wie dieses, die gegen den Strom der Denaturierung des Hundes schwimmen, so wichtig. Uli, Du hast ja so recht. Es tut weh, mitzuerleben, wie dieses älteste lebende Erbe unsere Kulturgeschichte heute zum Popanz seiner desorientierten Menschen gemacht wird. Du hast ein Buch für den Hund geschrieben, in der Hoffnung, dass Menschen daraus lernen, den Hund wieder als das zu behandeln, was er ist, als einen Hund – und dies nach seiner Art gerecht.

Demnach muss es aber auch noch viele Menschen geben, die wissen, dass sie einen Hund am anderen Ende der Leine haben, die noch nicht von der modernen Pipifaxerei rund um den Hund infiziert sind und sich weder einen mechanischen noch einen emotionalen Kettenhund wünschen, sondern ein weiteres lebenslustiges und unkompliziertes Familienmitglied auf vier Beinen. Auch sie werden deine klaren Worte verstehen und zu schätzen wissen.
Dann ist da die Wissenschaft vom Verhalten des Hundes, die dich voll und ganz bestätigt. Und vielleicht schwebt zwischen uns allen schließlich auch noch der Geist der Alten aus jener Zeit der kynologischen Aufklärung – der von Konrad Lorenz, von Eberhard Trumler oder von den vielen anderen – denen du mit deinem Buch jetzt folgst und die dir alle zurufen: »Bravo Uli! Zeig deinen Mitmenschen, dass der Hund noch ein Hund ist und nur der Mensch ein Mensch ist. Oder?«
Du hast einen wichtigen Beitrag dazu geleistet. Danke.

Es grüßt dich ganz herzlich

Dein Erik

Erik Ziemen,
Grillenöd am 29. 3. 2002

Uli Köppel war seit 1974 ein Freund und Schüler meines verstorbenen Mannes Eberhard Trumler. Viele durchzechte Nächte mit nicht nur Diskussionen über und von dem Hunde sind mir in lebhafter Erinnerung. Aufgrund seiner Studien der Medizin und Psychologie, konnte Uli meinen Mann besonders in der Erforschung der Gehirnanatomie behilflich sein.
Ich wünsche diesem Buch eine weite Verbreitung, vor allem in jenen Kreisen, die den Hund nur »gebrauchen« und ihn nicht als sozialen und besten Freund des Menschen betrachten.

Erika Trumler, Wolfswinkel den 7. 5. 2002

Einleitung ...

... denn Sie wissen nicht, dass wir Hunde sind!

Schon wieder ein Buch zum Thema Hundeerziehung? Dabei vergeht kaum eine Woche, in der nicht ein weiteres Hundebuch erscheint, in dem eine neue, noch bessere und einzig wahre Methode der Hundeerziehung vorgestellt wird. Noch »spielerischer« und vor allem noch »softer«! Natürlich funktionieren all diese Methoden ganz ohne Druck und Gewalt. Spiel und »positive Verstärkung« sind die Grundlage dieser »neuen alternativen« Hundeausbildung!
In diesen Büchern stellen die Autoren Hunde und deren Psyche so dar, als wären Hunde keine Raubtiere mehr, sondern bessere Menschen. Die Tiere werden einerseits als Lebewesen beschrieben, die man einfach konditionieren könnte, andererseits wird ihnen ein Status bescheinigt, welcher sie uns Menschen gleichstellt!
Das Ganze hat allerdings einem Schönheitsfehler: Diese selbst ernannten Hundefachleute sind sich darüber einig, dass Hunde angeblich nicht in der Lage sind, länger als ein bis zehn Minuten – da gehen die Meinungen der »Experten« noch auseinander – über ihre letzte Handlung und Tat zu reflektieren und sich erinnern zu können!
Und noch eins ist diesen Büchern gemeinsam: In ihnen wird begierig die jeweils neueste Mode im Ausbildungswesen übernommen, nur weil sie noch »sanfter und sensibler« sein soll und natürlich aus Amerika stammt!
Kurzum: Derartige Ansichten sind schlichtweg falsch!

Hunde sind keine besseren Menschen oder diesen gleichzustellen, sie sind aber auch keineswegs so »dumm«, dass man sie nur auf der verhaltenspsychologischen Ebene betrachten darf!

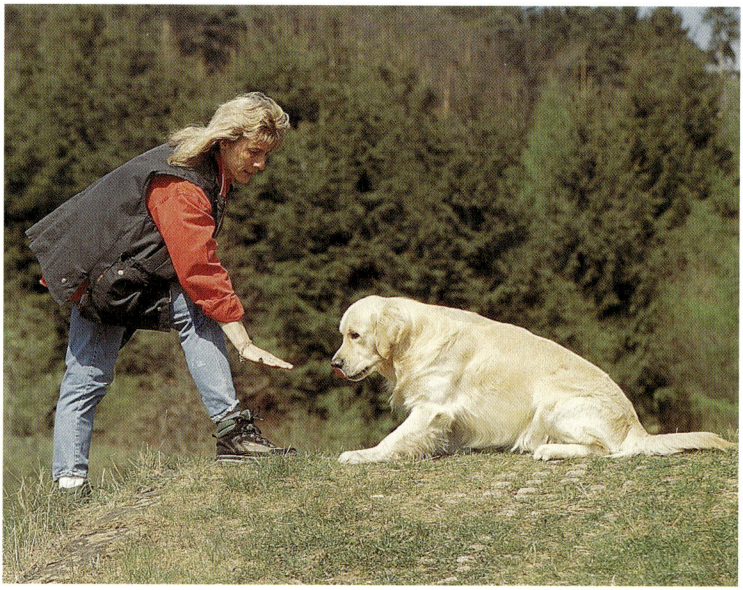

Hundeschulen schießen wie Pilze aus dem Boden. Es gibt sogar schon rassespezifische Hundeschulen. Armer Hund! Armer Mensch!

Daher ist es ein Anliegen dieses Buches, die wirklichen, artgemäßen Bedürfnisse der Hundepsyche darzustellen – samt den sich daraus ergebenen Konsequenzen und Einsichten für den Menschen als verantwortungsvollen Hundehalter!

Dann könnte man noch einwenden, dass diese »Hundeliebhaber« oder solche, die es werden wollen, ein solches Buch sowieso nicht lesen. Warum auch, wenn es doch die anscheinend bequeme »Soft- und -Kuschelmethode« gibt, die der sprichwörtlichen (Denk-)Faulheit des modernen Menschen sicherlich entgegenkommt.

Diese Menschen aber möchten gar keinen Hund im eigentlichen Sinne und ihn schon gar nicht artgerecht behandeln. Sie suchen in ihrem Hund etwas anderes, viel Schlimmeres: Sie wollen im Hund nicht nur etwas Menschliches sehen, sondern projizieren sogar etwas Übermenschliches, Reines in das Tier hinein. Er soll dem trivialen und banalen menschlichen Dasein endlich den wahren Sinn und seinen Besitzern die Liebe geben, die sie bei ihren Artgenossen, sprich Mitmenschen, nicht (mehr) finden!

Derartige »Hundeliebhaber« werden den hier vorgestellten Gedanken schwerlich folgen können oder wollen. Für sie reprä-

sentiert dieses Buch vielleicht nur einen Rückfall in eine längst vergangene, »primitive« Vorstellung vom Tier – weit entfernt von ihrer wahren Liebe zu ihrem treuen Begleiter.
Eine ganz andere Kategorie von »Hundehaltern« sind jene Menschen, die sich die Natur und damit auch den Hund untertan machen wollen. Hier dient alles Handeln offenbar nur dazu, alles Schwächere, Sozialere, Naivere (im Sinne von ehrlicher Einfachheit) und somit in ihren Augen »Nichtmenschliche« ausschließlich für ihre eigenen Bedürfnisse zu missbrauchen. Das zeugt aber von menschlichen Defiziten und Instinktausfälligkeiten, sprich Neurosen. Solche Menschen kommen auch auf den Gedanken, Hunde zu züchten, die nicht artgemäße Verhaltensweisen an den Tag legen und diese für teures Geld zu verkaufen. Selbst Mitmenschen, denen der Hund nicht am Herzen liegt, erkennen, dass dort »der Hund begraben liegen« muss.
Drei einfache und alltägliche Beispiele sollten dies illustrieren: Der so genannte Kampfhund, der (leider) nur einmal zubeißt, meist auch noch der Führer, also Hundeführer (alleine das Wort

Wie der Mensch, so der Hund!

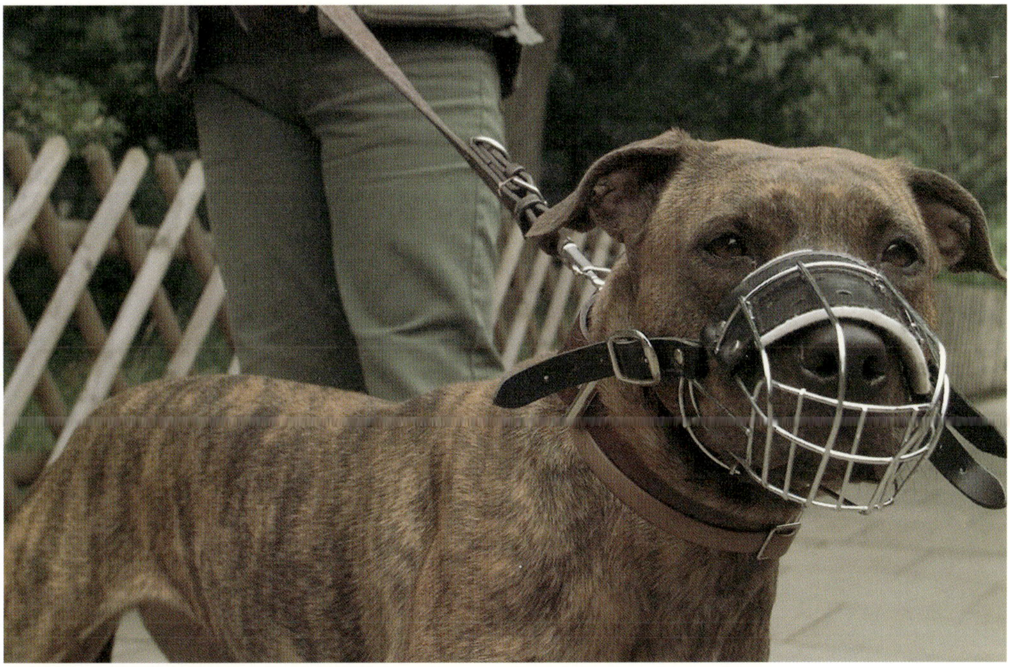

Hundeführer weckt unangenehme Erinnerungen an vergangene Zeiten ...); der so genannte »Nuttenfiffi«, der kläffend seine Umgebung terrorisiert, auch sein »Frauchen«, aber lassen wir das ... und schließlich der stellvertretende Mops, der nur noch durch menschliches »Know How« Welpen »werfen« kann – dank eines »kaiserlichen Eingriffs«.

Hoffnungslos? Übertrieben? So wie oben beschrieben denken immerhin fast 90 Prozent aller »Hundler« oder solche, die es werden wollen. Dann wäre dieses Buch eigentlich völlig zwecklos, gäbe es da nicht ein paar andere ...

Und so beginnt die Geschichte, die davon handelt, dass die Archaik auch noch im Industriezeitalter ihren angestammten Platz im menschlichen Sinn in Anspruch nimmt!

Wir leben in einer Zeit, in der offenbar nur der Widerspruch des Widerspruchs den wahren Kick bewirkt. Es ist eine Zeit, in der nur das Schrille, Leichtlebige und Skurrile den menschlichen Sinn noch berührt. Althergebrachte Mythen, Rituale, Traditionen und Religionsmotive werden als letzter Mode- und Zeitgeistschrei vermarktet, ohne den tief in der Frühzeit des Menschen verwurzelten Hintergrund zu sehen und zu respektieren. Hier eben beginnt jene Geschichte, die von der Hoffnung berichtet, dass in – wenn auch leider nur wenigen Köpfen – dieses Wissen noch so verankert ist, wie es die Natur seit Millionen von Jahren vorgesehen hat! Wäre dem nicht so, hätte sich die Spezies Mensch schon längst durch ihren eigenen, inneren Widerspruch selbst zerstört!

Menschen, die in der Lage sind, diese Zusammenhänge zu sehen und zu verstehen, müssen sich einen Hund wünschen, dem das Gleiche zugestanden wird und bei dem eben dieser Gehirnanteil noch undeformiert und wohl ausgeprägt auf seinem angestammten Platz ist. Zu Recht! Instinktsichere Menschen brauchen auch instinktsichere Hunde! Keines der oben genannten Erzeugnisse züchterischer Deformationen! Es gibt leider scheinbar immer weniger solcher instinktsicheren Mitmenschen ....

Mensch & Hund

Leider muss ich gleich zu Beginn alle Hundefreunde bitter enttäuschen. In diesem Buch und in den folgenden Kapiteln geht es nicht um Rassehunde, -standards und -merkmale wie Farbe, Größe, Hinter-, Vorder- oder gar Rückhand, nicht darum wie ein Hund von dieser oder jener Rasse zu sein hat oder auch nicht. Auf diesem Gebiet habe ich nicht viel Fachwissen vorzuweisen – ich kann gerade noch einen blonden Hovawart von einem Golden Retriever unterscheiden. Ich kenne nämlich nur die Vorfahren unserer Hunde: die Wölfe! Und da ich für meinen Teil beschlossen habe, dass jeder Hund – einschließlich der drei oben genannten Kategorien – von Wölfen abstammt, widme ich dieses Kapitel jenen Menschen, die es in ihrer eigenen Widersprüchlichkeit nie verstehen wollen, dass nur sie allein verantwortlich sind, wenn es schwierige und sogar gemeingefährliche Hunde gibt!

Dazu möchte ich ein Beispiel anführen: Mein Freund und Mentor Eberhard Trumler besuchte mich einmal im Großraum Regensburg, wo ich damals ein altes Bauernhaus renovierte. Er wusste natürlich, dass ich immer guten Wodka zu Hause habe! Somit blieb er etwas länger als geplant. Mein damaliger Hund hieß Gandalf, vom Schlage Wolf, gezüchtet als Hovawart. Eberhard war sehr von ihm angetan.

Eine Dame, die uns besuchte, war es ebenfalls – sie hatte ja auch all die hervorragenden Bücher von Trumler gelesen! Sie kam wie vereinbart gegen 20 Uhr, begleitet von drei kleinen, ich möchte fast sagen klitzekleinen, Hunden. Sie verließ uns erst sehr spät wieder – es muss sogar ziemlich spät geworden sein, das doch recht unausgeschlafene Gesicht Eberhards am nächsten Mittag ließ jedenfalls diesen Schluss zu!

Was wir vorher nicht wussten war, dass sie für eine Zeitschrift schrieb, die eine, wenn auch kleine Rubrik für tierliebende Mitmenschen führte. Um es kurz zu machen: Jene Dame kam voller Hundeliebe zu uns, anscheinend mit zu viel, jedoch verließ sie uns mit zornentbranntem Gesicht wieder und bedachte uns dabei mit Worten, die einer wahren »Alpha-Hündin« nicht würdig gewesen wären!

Sie war nach wie vor der festen Überzeugung, dass Hunde die besseren Menschen seien! Aber leider hat sie scheinbar im Biologieunterricht gefehlt, wo man eigentlich schon ziemlich früh erfährt, dass Tiere – Hunde zählen ja bekanntlich dazu – nun mal definitiv keine Menschen sind!

Doch die Dame blieb bei ihrer Meinung: Die Hunde waren immer noch die besseren Menschen, wir beide dagegen wohl nicht mehr! Sie wollte ohnedies nur das hören und lesen, was sie selbst schon wusste und was sie, wenn auch falsch, selber praktizierte. Alles andere war nicht für sie und vor allem nicht für ihre Hunde geschrieben, leider. Man merkte es ihren Hunden an ....

Was soll dieses Beispiel zeigen? Schlicht und ergreifend nur dies: Viele Menschen können und wollen nicht begreifen, dass Hunde nun mal keine Artgenossen sind und es nie sein werden – so

Stammvater Wolf.

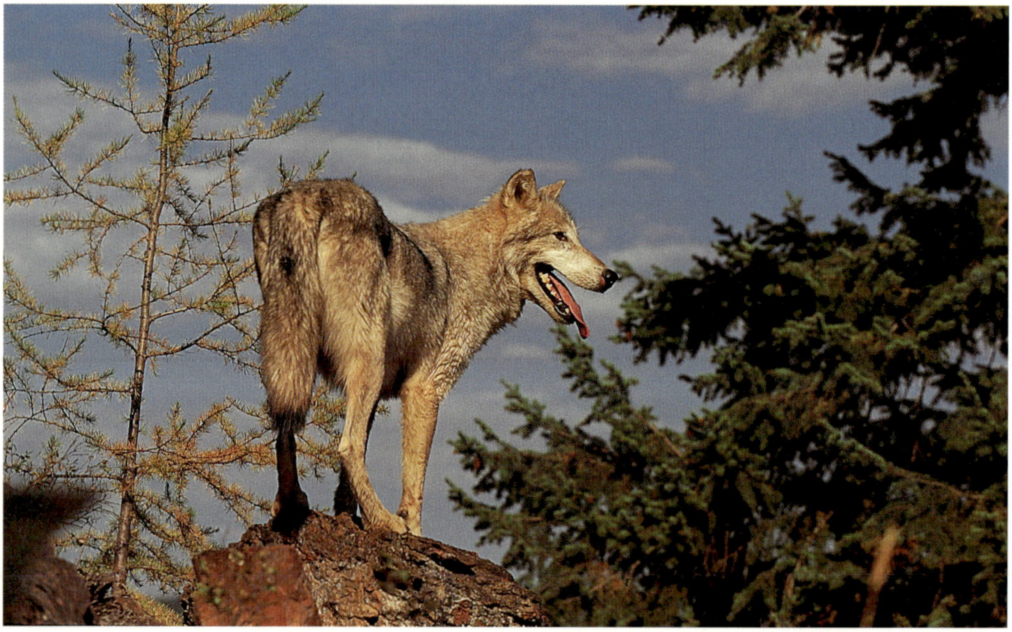

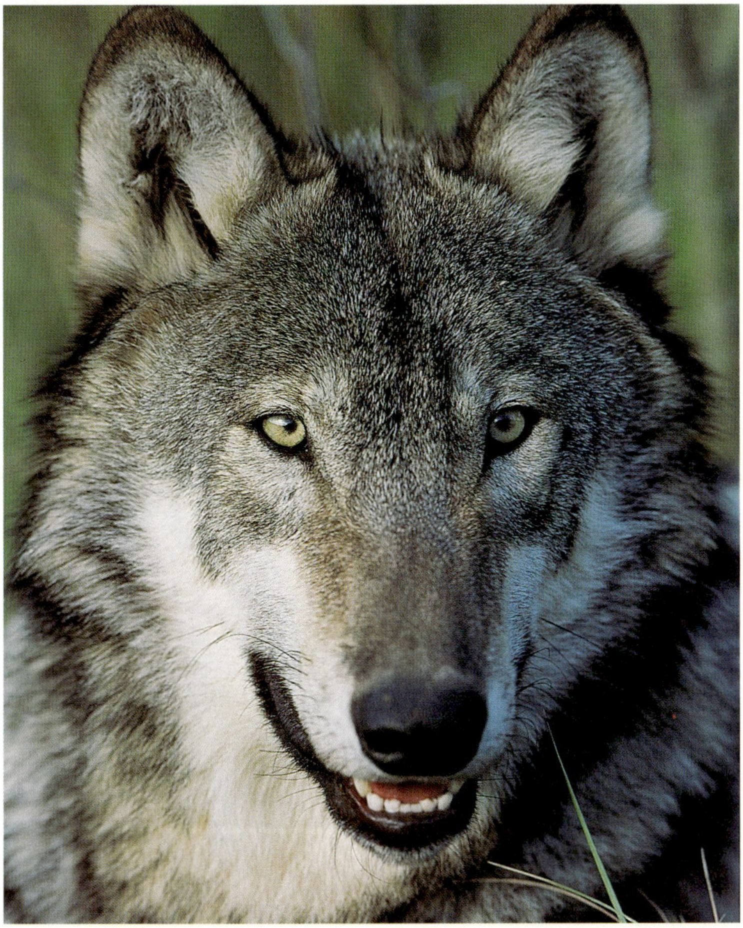

Stammvater Wolf. Gehirnanatomisches und neurophysiologisches Wissen ist notwendig, um die Denkprozesse des Wolfes/Hundes zu verstehen.

leid es mir auch tut! Es ist nun einmal ein Faktum, dass man beispielsweise um die Ergebnisse der vergleichenden Verhaltensforschung nicht herumkommt, wenn man einem hoch entwickelten Tier wie dem Hund gerecht werden und es artgerecht halten will. Und noch etwas: Die obige Geschichte zeigt, wie selbst Fachleute, die Trumlers Bücher gelesen haben, diese offenbar nicht richtig verstehen wollen oder können.

Zu denjenigen, die dies partout nicht einsehen wollen, gehören so manche Philosophen, Theologen und andere Schöngeister. Sie glauben zu wissen, dass die Verhaltensforschung Mensch und

Tier gleichsetzt und somit auf eine Stufe stellt! Und dies kann doch wohl nicht sein.

Was uns Verhaltensforschung wirklich zeigt

Wer glaubt, geht oft irr. Und irren ist ja bekanntlich menschlich. Und wer am meisten irrt, ist am menschlichsten, so hab ich dies zumindest einmal irgendwo gelesen....
Nein, die Verhaltensforschung zeigt im Gegenteil und mit akribischer Konsequenz die Distanz und Andersartigkeit zwischen Mensch und Tier auf – auch wenn dabei Parallelen und Analogien gezogen werden. Sie weist lediglich auf die Entwicklung und Entstehung des Menschen hin, und dass noch ein »tierisches« Erbe in ihm steckt. Nicht mehr und nicht weniger. Doch wenn ich sehe und höre, wie hartnäckig und dogmatisch um die Verhaltensforschung und um die empirische Naturbeobachtung diskutiert wird, wie einfache und naturgemäße Zusammenhänge und Bedürfnisse zerrissen und zerredet werden, nur weil ei-

Archaische Mystik: Vollmond.

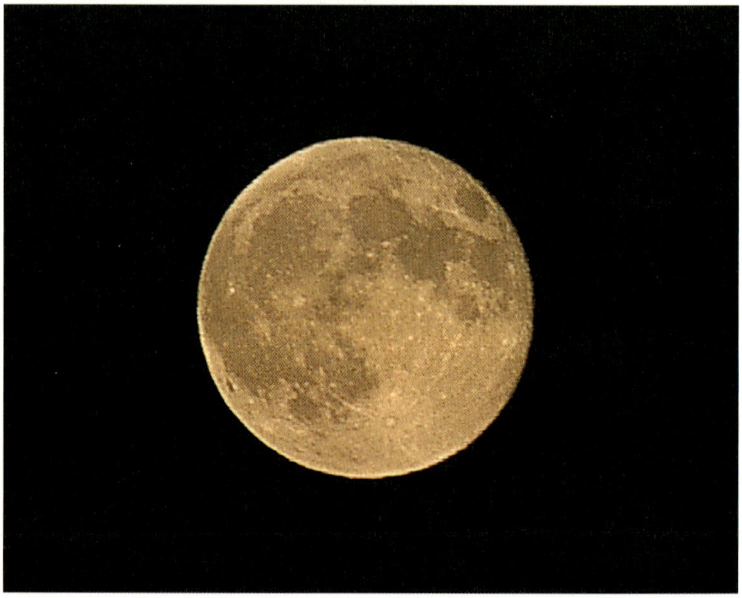

nige die Fähigkeit verloren haben, derart elementare Gesetzmäßigkeiten anzuerkennen, und das, obwohl sie selbst davon abhängig und ihnen unterworfen sind – sogar ein Herr Hochwürden, egal welcher Geisteshaltung, dem Geschlechtstrieb! Spätestens hier setzt mein Verständnis aus!
Dann gehe ich zu meinen Hunden, schaue in die sternklare Vollmondnacht und zünde mir eine Zigarette an! Halt, das Bier hab ich in der Aufregung vergessen.... In solchen Momenten denke ich oft über den genialen Einfall der Evolution nach, uns Menschen mit einem so großen Großhirn auszustatten!
Hätte es nicht ein bisschen kleiner sein können, so nach dem Motto: »Weniger ist mehr?« Dann würde es sicherlich deutlich weniger Probleme und Widersprüche auf diesem Planeten geben. Wie sagte Eberhard Trumler in solchen Momenten zu mir: »Als Gott den Menschen schuf, lauerte der Teufel ihm auf und pflanzte ihm den Verstand ein. Und als Gott dies dann bemerkte und den Schaden sah, sagte er sich, so wie ich den Menschen kenne, wird er mit dem bisschen Verstand auch noch fertig.« Trumler vertrat auch die Überzeugung, dass der Mensch an seinem (bisschen) Verstand eines denkwürdigen Tages noch selbst zugrunde gehen werde. Auch ich habe erst nach und nach verstanden, was Trumler damit gemeint haben könnte.

Menschlicher Verstand: Fluch oder Segen

Lange hatte ich gedacht, dass wir mit Hilfe des Verstandes alles regeln und in den Griff bekommen könnten. Bei so vielen klugen und geschwätzigen Mitmenschen, die auf alle Fragen eine Antwort oder Lösung haben, so meinte ich, könne gar nichts schief gehen! Man denke nur an die verstandesmäßigen Leistungen mancher Juristen und Politiker!
Aber es gibt auch die andere Seite: Der menschliche Verstand, sprich Intellekt, kann gefährlich werden, je mehr die eigenen, dem Menschen innewohnenden Instinkte unterdrückt werden. Ein Beispiel aus unserer jüngsten Vergangenheit: Auf dem Weg zum »Tausendjährigen Reich« wurden nicht nur Millionen Men-

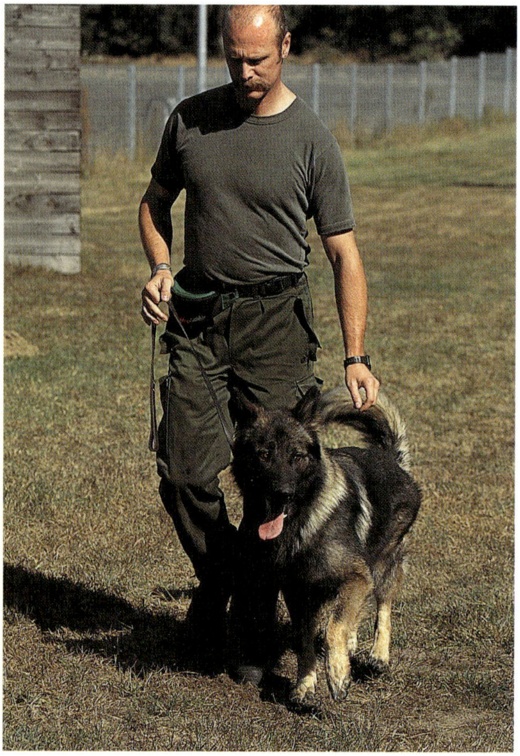

schen sinnlos dahingemordet, sondern auch Hunde! Und dies alles nur, weil ein seiner Instinkte verlustig gegangener Mensch es schaffte, mit großen Worten, Gesten und Tand andere willige Helfer auf seine Seite zu ziehen!

Armer Mensch! Armer Hund, welcher heutzutage unter Menschen leben und leiden muss, die eigentlich gar keinen wirklichen Hund haben wollen, sondern nur ein armes, hilfloses und willfähriges Geschöpf, wie die Schergen und Mitläufer im obigen Beispiel – einen dummen Befehlsempfänger, einen neurotischen Beißer, einen um sich keifenden Köter oder eine dank Übergewicht zur Bewegungsunfähigkeit degradierte Kreatur!

Oder die bedauernswerte Hundeseele, die dem nicht artgerecht abreagierten Pflegebedürfnis einer wohlmeinden älteren Dame zum Opfer fällt! Ein solches Verhalten schreit förmlich nach neurotischen und degenerierten Hunden. Denn ohne die »gute Tante« wären sie ja nicht einmal lebensfähig! Ich meine, und vielleicht stoße ich hiermit auch bei anderen Mitmenschen ausnahmsweise nicht auf Ablehnung, dass das Abreagieren eines uralten Verhaltensmusters, wie eben des menschlichen Brutpflegetriebes, andere Wege und Möglichkeiten finden sollte, sich zu äußern.

... wann werden auch sie verstehen?

Ich denke da zum Beispiel an die vielen elternlosen Kinder in den Heimen! Meinen Sie, auch da gibt es Parallelen zu den Hunden? Nun, damit wären wir ja wieder beim Thema! Aber man schenkt die Fürsorge lieber den Tieren, da ist sie scheinbar besser aufgehoben. Sie danken es einem wenigstens auch, was man bei den Menschen ja nie weiß! Schade, es gibt so viele Kinder und Mitmenschen, ob behindert oder nicht, die niemals nur ein Zehntel der emotionalen Fürsorge und Zuwendung erfahren haben, die oben genannten Hunden zuteil wird. Mir fällt es schwer, dies alles nachzuempfinden. Doch wie gesagt: Eines fernen Tages werde selbst ich begriffen haben, wie der Hase läuft. Und ich weiß auch noch eins: Bevor ich Hund bei einem solchen »Frauchen« oder »Herrchen« sein müsste, würde ich mich freiwillig bei der Pharmazie als Versuchskaninchen melden! Diese Qualen scheinen mir dann noch für ein Forschungsprojekt einsichtig. Vielleicht könnte ich dabei sogar in die Wissenschaftsgeschichte eingehen, wer weiß – Wunder geschehen doch alle Tage, oder?

Schwieriger Hund oder schwieriger Mensch?

Und all das steht unter der großen und glamourösen Überschrift der Hundeliebe. Ein gutes Beispiel dafür, wie wir mit unserem Verstand und Intellekt alles tarnen und uns so zurechtlegen können, wie es uns gerade passt.
Die Menschen können mit seiner Hilfe hochkomplizierte mathematische Formeln kreieren, die es erlauben, auf den Mond zu fliegen oder die nukleare Vernichtung durch das Drücken eines roten Knopfes auszulösen.

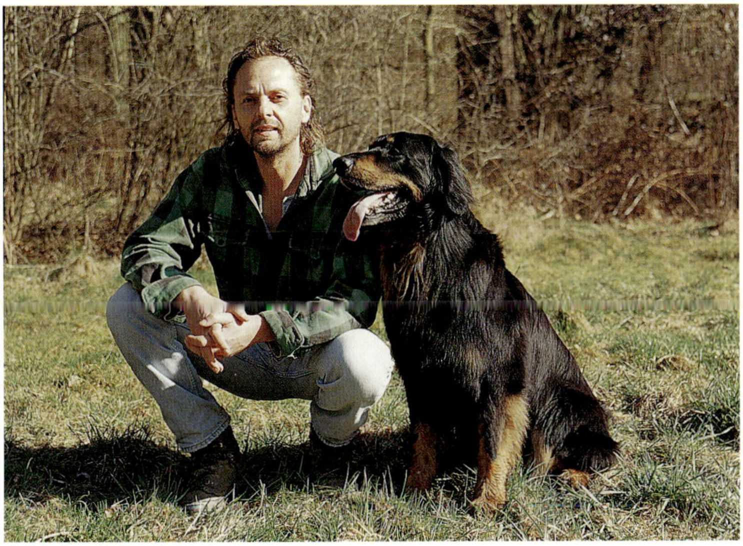

Artgerechte Er- und Beziehung führt zur optimalen Mensch-Hund-Beziehung.

Mit Hilfe des Verstandes lassen sich Instinktausfälligkeiten und Neurosen so gut tarnen und ins Gegenteil kehren, dass andere Mitmenschen darauf hereinfallen und dem sogar nacheifern – erwähnt seien nur die selbst ernannten Gurus. Auch können wir mit Hilfe unseres Verstandes Tiere samt Umwelt missbrauchen und uns untertan machen!

Ich weiß, dies sind keine leichten Worte. Aber diejenigen, die es angeht, legen spätestens jetzt das Buch zur Seite – und das ist auch gut so. Für diese Charaktere ist es auch nicht geschrieben. Nein, es soll Menschen mit Charakter und dem Willen etwas zu tun und zu ändern ansprechen. Denn wer mit einem oder mehreren Hunden lebt, muss genau diese Eigenschaften besitzen!

Und daher möchte ich nochmals darauf hinweisen: Es gibt keinen »schwierigen Hund«, sondern nur einen »schwierigen Menschen«! Auch wenn dies die breite Masse der Hundehalter nicht glauben will, nur damit sie die Realität und ihre eigene Unfähigkeit nicht akzeptieren zu muss!

Immer wenn es um »schwierige« Hunde geht, sind fehlgeleitete Mensch-Hund-Beziehungen schuld an diesem Dilemma! Wenn sich nämlich das Sozialverhalten eines Menschen anstatt auf einen anderen Menschen auf einen Hund richtet, hat dies schlimmstenfalls folgende Wirkung:

1. Der Mensch geht für die Gesellschaft verloren, vor allem auf der sozialen Ebene, da er nicht mehr in der Lage ist, sein (Brut-) Pflegeverhalten innerartlich auszuleben, und zwar dort wo seine hilfsbedürftigen Artgenossen es nötig hätten!
2. Solch ein Mensch kann seinen eigenen Kindern kaum ein gutes und geeignetes Vorbild in punkto Lebensweisheit und -sicherung auf der Grundlage uralter Instinkte sein. Denn wo kein Vorbild ist, da ist auch kein Nachahmer! Damit setzt sich das Skript des (nicht vorhandenen) Vorbilds durch: Ein derartig erzogener Mensch wird ebenso handeln und wirken wie seine Eltern – also wächst wahrscheinlich ein weiterer »schwieriger Mensch« heran, den die Gesellschaft integrieren muss! Ein Mensch, der in sich das Potenzial für einen Tierquäler und -schinder par excellence birgt!

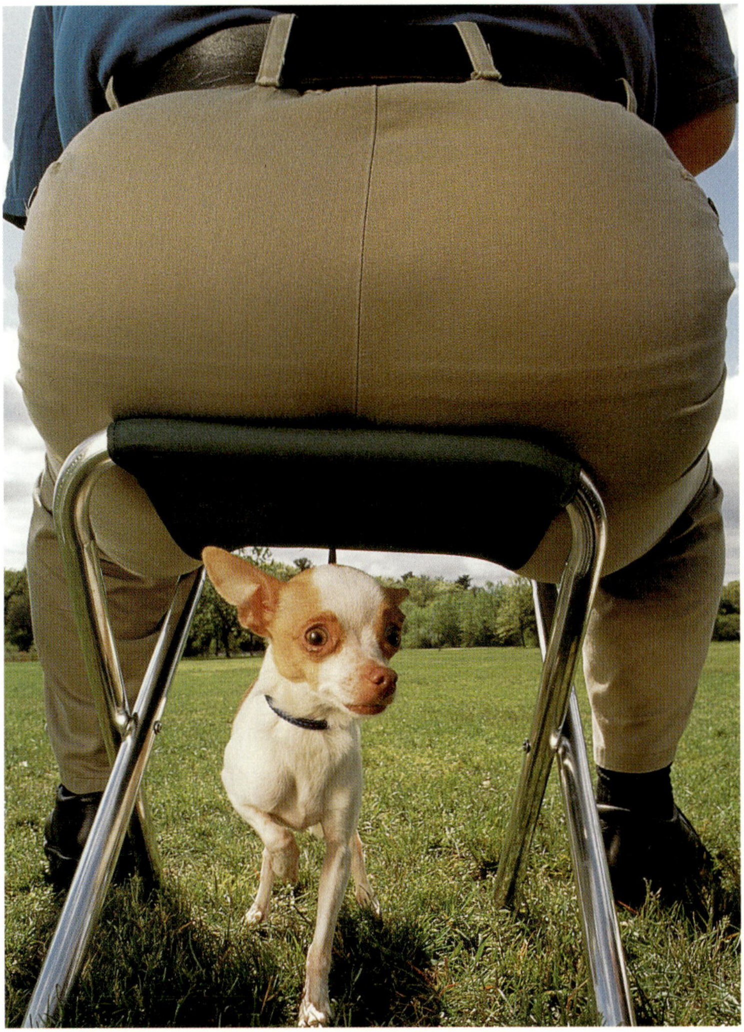

Neurotischer Hund?
Schwieriger Mensch?

Hunde sind keine besseren Menschen

Es ist sicherlich richtig, dass das Sozialverhalten des Menschen und das der Hunde sehr viele Gemeinsamkeiten haben. Auch wenn ich mit dem Wörtchen »sehr« ein wenig zugunsten der Hunde übertreibe, tue ich dies absichtlich, um das Problem ganz deutlich zu machen!

Sicherlich gibt es eindeutige artspezifische Unterschiede, die sich nicht nur im Fell, den vier Beinen oder dem kupierten Schwanz äußern. Diese Verschiedenheiten sind vor allem psychischer Natur. Wer dies übersieht und den Hund zu einem »Ersatzmenschen« auf vier Beinen macht, der sollte sich schnellstens einen guten Psychiater oder Psychologen suchen – oder was am besten wäre, seine Hände ganz und gar von Tieren lassen!
Es gibt eine Reihe von Büchern und Texten, in denen vom »Glück auf vier Beinen« die Rede ist, in denen von dicken und dünnen, von klugen und dummen oder gar von falschen und edlen Hunden gesprochen wird. Sicherlich, auch hier könnten wir einige Parallelen zu uns Menschen ziehen und ich muss zugeben, dass ich noch eine ganze Reihe von anderen Texten und Liedern kenne, die ich gerne wegen dieser Art von liebenswerten und sentimentalen Analogien mag. Wenn aber nur ein paar Hunde, die ich in meinem Leben kennen gelernt habe, reden könnten, würden sie Dinge erzählen, bei denen jedem Wissenschaftler Hören und Sehen vergehen würde!
Doch muss man aus falsch verstandener Tierliebe einen Hund dick füttern oder einem Hund ein geheiztes Körbchen zum Ruhen zu geben und ihm beim Spaziergang ein Regenmäntelchen anzuziehen, weil man selber leicht zu Erkältungen neigt, leicht friert und mit den Pfunden kämpft?
Auch wenn selbst ernannte Tierschützer und -liebhaber meinen, dies wäre der sichtbare und lebendige Beweis aller menschlichen Tierliebe: Genau hier liegt der Hund begraben!

Von falscher Tierliebe und echter Tierfreundschaft

Der entscheidende Unterschied ist der zwischen Tierfreundschaft und Tierliebe. Menschen, die sich als Tierfreunde verstehen, denken anders. Sie wollen für das Tier nur das Beste, in diesem Fall für den Hund, und zwar im wörtlichen Sinn. Sie möchten herausfinden, was man tunlichst unterlassen sollte oder wie man einem Tier mit artgerechter Haltung, Be- und Erziehung den »Himmel auf Erden« bieten kann.

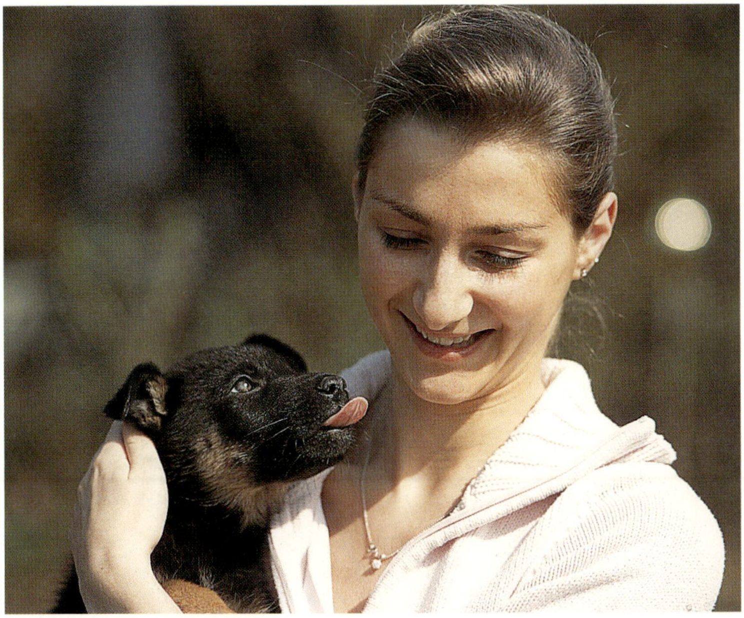

Hoffentlich keine »gute Tante«, sondern eine Hundefreundin!

Nicht so die »Tierliebhaber«, bei denen »Nur-Tierfreunde« einen schlechten Stand haben oder gar als kriminell abgestempelt werden, weil sie ihre Hunde nicht bis zum Herzinfarkt zu Tode füttern oder weil sie ihnen nicht einmal Teppiche und Stroh in ihre noch dazu baufälligen Hütten tun!
Wozu auch? Ein artgerecht gehaltener Hund braucht nämlich nicht jeden Tag frisches »Stroh und Wasser«! Ein so gehaltener Hund hat nämlich jeden Tag etwas viel besseres: artgerechten Umgang und das Wissen, dass er sich auf seinen Hundehalter immer verlassen kann, ohne verlassen zu sein. Hinzu kommt die Gewissheit, stets bleiben zu dürfen, was er ist: ein ganz normaler Hund! Nicht mehr (Gott sei Dank) und vor allem nicht weniger!
Da es aber viele zahlreiche »gute Tanten« mit ihrer unermesslichen »Tierliebe« gibt, haben sie sich sogar zu einem Verein zusammengeschlossen, der gemeinhin als »Tierschutzverein« bekannt ist. Ganz nach vatikanischem Vorbild herrscht auch hier das Prinzip der Unfehlbarkeit. Dieser Verein hat es sich zur Aufgabe gemacht, über das Wohl unserer Tiere zu wachen! An und für sich ein edler und nobler Gedanke, doch leider zeigt die Re-

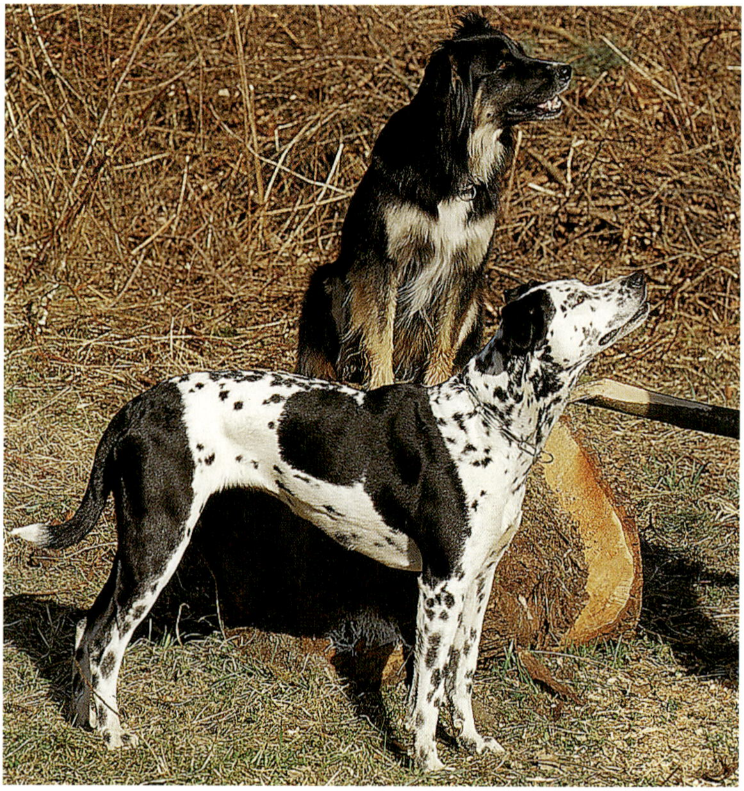

»Hier bin ich Hund, hier darf ich es sein«.

alität ein anderes Bild! Ich selbst könnte etliche Beispiele anführen, die den Aberwitz und die Perversität eines solchen Vereins aufzeigen würden!
Ich möchte mich lediglich auf ein Beispiel beschränken, eine fast anekdotenhafte Begebenheit: In einem kleinen niederbayerischen Städtchen tagte allmonatlich der oben genannte Verein. Wie üblich besprach man dabei die Ereignisse und Vorkommen der letzten Wochen und zog Bilanz über Haben und Sein. Es wurde diskutiert, ob man nun Herrn XY doch anzeigen sollte – er wollte schlichtweg für seine neu erbaute Scheune eine oder zwei Katzen zum Mäusefangen bekommen –, ob man den Hund der Frau XY nun endlich entführen und in »gute Hände« vermitteln sollte, weil sie nicht bereit war, ihren Hütehund trotz mehrmaliger Aufforderung, über Nacht ins Haus zu nehmen oder

ihm zumindest eine solide Hütte zu bauen. Anschließend debattierten die Vorstands-Damen über das beste Rezept für einen Hasen- und Entenbraten, der auf der bevorstehenden Jahreshauptversammlung des Tierschutzvereins serviert werden sollte! Gar nicht auszudenken, was mit all den geretteten und nicht vermittelten Hamstern, Frettchen, Kaninchen und anderen Tieren passieren könnte, die bei diesen Damen zu Hause weilen!
Und wenn Sie jetzt meinen, ich hätte die »Herren« des Vereins vergessen, irren Sie gewaltig! Schlicht und ergreifend – ich habe dort keine gesehen, bis auf einen schon sehr betagten, allein stehenden Mann, der aber kurz darauf verstarb.

Ohne Vorbild geht nichts

An dieser Stelle würde ich gerne noch einmal etwas näher auf den zweiten Punkt der vorhin erwähnten fehlgeleiteten Mensch-Hund-Beziehung eingehen, auf die »Vorbildfunktion«:
Oft werde ich gefragt, was wohl aus einem Wolf oder Wildhund werden würde, der aus irgendeinem Grund alleine aufwachsen müsse. Dieser habe – wie viele unserer Haushunde auch – das berühmte Vorbild und damit die Nachahmungsmöglichkeit ja schließlich nicht. Diese Frage stammt von Menschen, die schon jedes Buch über die Erziehung schwieriger Hunde oder Ähnliches gelesen haben und von Hundeplatz zu Hundeplatz gepilgert sind. Dort, wo in der Hundewelt kein Vorbild im Sinne des autoritären Gedankens vorhanden ist, wo kein Althund (oder Mensch) dem »Dreikäsehoch« die Pfote oder Hand reicht und ihn auf das gefährliche und abenteuerliche Leben vorbereitet, da wird man nicht recht weit kommen. In der freien Natur schon gleich gar nicht. Im Klartext: In freier Wildbahn wäre ein solcher Hund zum Tode verurteilt. Hier schließt sich wieder der Kreis zu denjenigen, die Hunde zu Tode füttern und pflegen und großartige Modelle über antiautoritäre Erziehungsmethoden entwerfen, um sich letztendlich darüber zu wundern, dass es problematische und schwierige Hunde, ja sogar schwierige jugendliche Menschen gibt!

Aber ich muss Sie gleich enttäuschen. Wenn Sie jetzt meinen, dass ich ein Verfechter der alten »Hände-an-die-Hosennaht«-Pädagogik bin und an eine lineare Hackordnung glaube, dann haben Sie mich falsch verstanden!

Ich meine damit vielmehr die Bereitschaft der Jüngeren, vom Älteren und Erfahrenen zu lernen, deren Lebensweisheit ab- und anzunehmen und sich in eine feststehende »Ordnung« einzugliedern, fast wollte ich schreiben zu fügen! Dies ist bei allen Säugetieren ein elementares und überlebenswichtiges Prinzip. Auch wenn man es bei uns Menschen und unseren Kindern – wir sind ja bekanntlich auch Säugetiere – nicht mehr für möglich hält. Die leidvolle Erfahrung zeigt ja, dass Kinder, die keine intakten Strukturen mehr vorfinden, ihre eigenen Vorbilder suchen und sich älteren und lebenserfahrenen Artgenossen anschließen!

Vorbild: Stammvater Wolf

Am Beispiel der Wölfe ist diese Verhaltensweise immer noch zu sehen, bei uns Menschen leider (fast) nicht mehr. Allerdings gibt es bei den Wölfen noch echte Vorbilder, keine durch Werbung und Neonreklame verzerrten und unerreichbaren Ideale! Denn ein Vorbild zu sein, hat vor allem mit Verantwortung und Konsequenz zu tun, zwei Vokabeln, die in unserer Zivilisationsgesellschaft scheinbar im Aussterben begriffen sind. Anders kann ich mir den rapiden sozialen und kulturellen Verfall sowie die steigende Jugend-, ja sogar Kinderkriminalität nicht erklären!

Wo das Vorbild im obigen Sinne fehlt, da herrscht ganz einfach naturgemäße Unsicherheit! Und dort, wo Unsicherheit herrscht, kippt alles leicht in Protest und Gewalt um, und dies auch nur aus allzu verständlichen und natürlichen Gründen. Jeder Jugendliche und jedes Kind will nur eins wissen: Wer bin ich, wo sind meine Grenzen und wo ist mein angestammter Platz in dieser Familie und in dieser Gesellschaft?

Wir enthalten unseren Hunden ein ganz wichtiges und doch so einfaches Prinzip vor und wundern uns dann darüber, dass trotz aller materiellen Auf- und Zuwendungen ihre Erziehung miss-

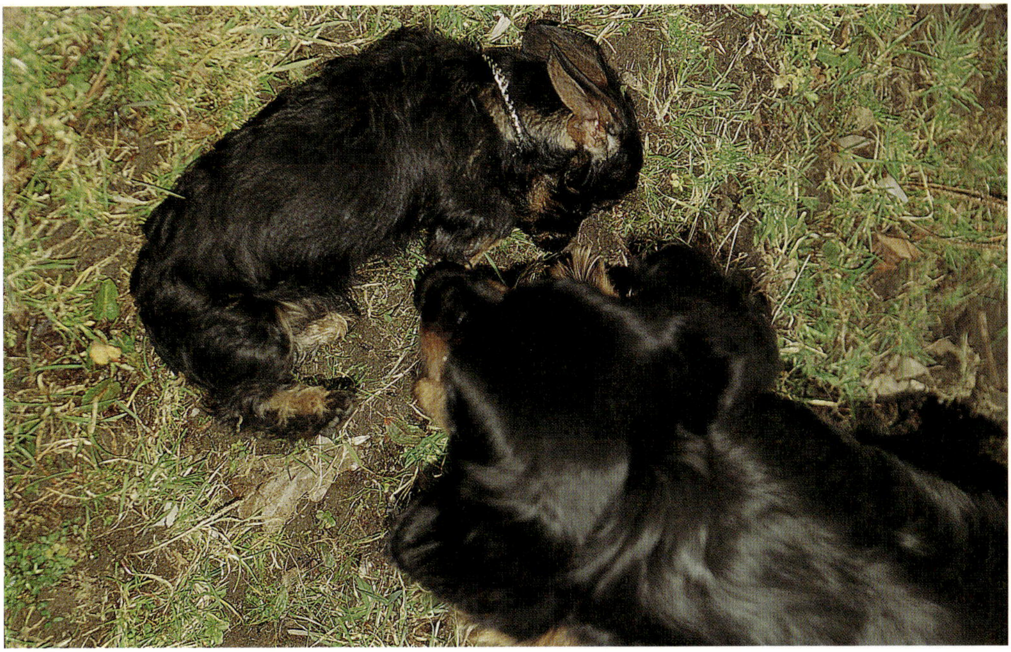

lingt! Und bei unseren Kindern ist es nicht anders. Die Natur hat jedoch für die Erziehung ein konsequentes Vorbild samt Integration vorgesehen. Wenn dieser elementare Punkt nicht berücksichtigt wird oder ganz fehlt, dann gibt es schlicht und ergreifend keine Erziehung. Der Verlust jeglicher natürlicher Autorität führt zu Auflehnung und Rebellion, mit all ihren fatalen Auswirkungen. Schließlich wird unseren Kindern und Hunden die Erfüllung jahrmillionenalter Gesetzmäßigkeiten verwehrt!

Natürliche Autorität gibt Sicherheit.

Von einzigartigen Beziehungen

Möglicherweise gehen diese Ausführungen zu weit, vor allem für jemanden, der diese Zusammenhänge nicht mehr erkennen und sehen kann oder möchte. Aber ruft man sich noch einmal die vorher erwähnten Beispiele nicht artgemäßer Hundeerziehung und falsch verstandenen Brutpflegeverhaltens in den Sinn,

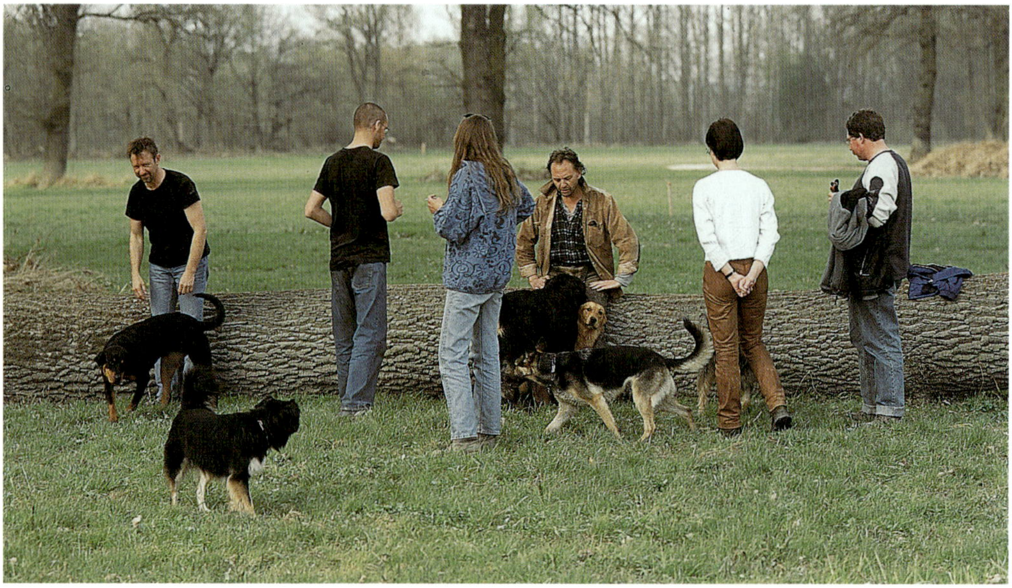

Von Hunden und Menschen.

dann liegt hier vielleicht doch der »Stein des Weisen« begraben! Ich kenne einen »Liedermacher«, den ich wegen seiner menschlichen Weitsicht und Weisheit sehr schätze. Er schrieb unter anderem das schöne Lied: »An meinen schlafenden Hund«. Hier ein Auszug:

»Oder begegnet Dir der Briefträger vielleicht
Auf seinem gelben Moped gerade?
Das Wurstpaket, das er Dir grüßend überreicht,
Schickt Dir Dein Neffe Ernst aus Stade.
Das hat er wirklich prima abgepasst,
Die mag're Zeit stand vor den Toren,
Denn über Knochen, die Du eingegraben hast,
Ist jetzt die Erde hart gefroren.«

Wer dieses Lied schon einmal gehört hat, der weiß ganz einfach, dass die Beziehung Mensch – Hund etwas wirklich Einzigartiges ist, etwas ganz Besonderes und vor allem auch auf die Mensch-Mensch-Beziehung mit allen ihren Facetten übertragbar ist! Jeder wahre Hundehalter und -freund weiß das.

Und warum überträgt man dieses Wissen nicht auch auf unsere Kinder und ihre Erwartungen und Hoffnungen? Warum müssen so viele Kinder diesbezüglich hinter Tieren zurückstecken? Nur, weil einige bedauernswerte Mitmenschen nicht mehr ihre Artgenossen und deren Bedürfnisse erkennen und diese erfüllen können. Stattdessen leben sich diese völlig sinnlos an wehrlosen Tieren aus!

Darum prüfe, wer sich bindet

Ich möchte keine Ratschläge und schon gar keine Schläge erteilen bzw. austeilen, ich möchte hier aber eins deutlich zu bedenken geben: An alle jungen, mittleren und alten Mitmenschen, die sich mit dem Gedanken tragen, einen Hund aus dem Tierheim zu holen: »Bitte, fragen Sie sich einmal ehrlich: Könnte es vielleicht auch ein »Menschenjunges« sein? Vielleicht fänden Ihre Kraft und Ihr Engagement hier einen besseren und erfüllenderen Einsatz; und einen Hund könnte es zudem später trotzdem noch geben, oder?«
Ein ganz anderer Gedanke geht mir noch durch den Sinn: Schlägt man die Zeitungen auf oder sieht man Nachrichten im Fern-

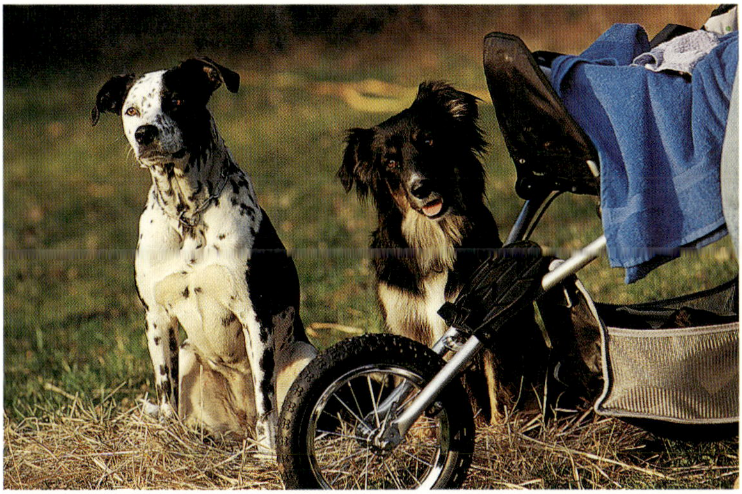

»Sind wir nicht süß?« Darum prüfe wer sich ewig bindet.

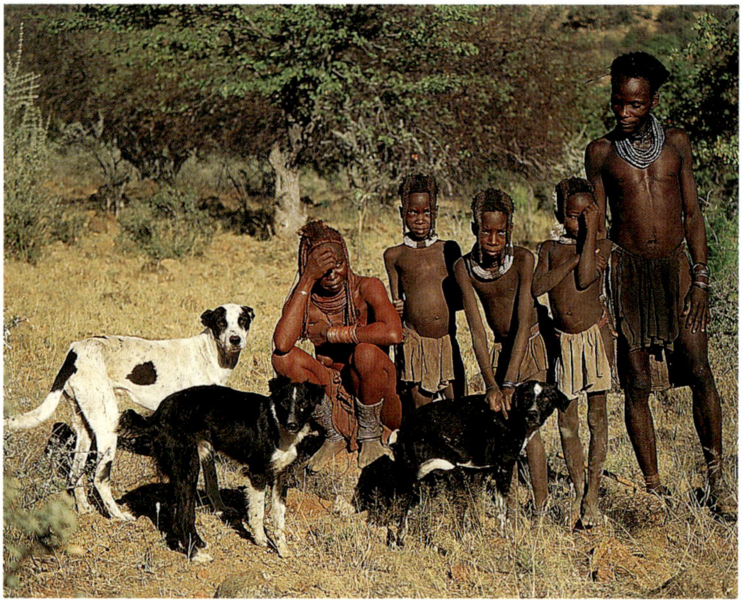

Natürliche Menschen,
natürliche Hunde.

sehen, so vergeht kaum ein Tag, an dem nicht über Kindesmisshandlungen und Kinderpornographie berichtet wird. Die Volksseele kocht, die Politik sucht nach neuen Konzepten und jeder, der sich in friedlicher und instinktsicherer Absicht einem Kind nähert, läuft Gefahr, als potenzieller Vergewaltiger abgestempelt zu werden!

Aber wo bleiben die Ankläger, wenn es um unsere Hunde geht? Oder könnte es sein, dass aufgrund des gestörten Verhältnisses zu den eigenen Instinkten, zu elementaren Wünschen und Bedürfnissen in jedem Tiervergewaltiger auch ein Kinderschänder steckt? Gut getarnt hinter der Tierliebe, Sie wissen schon! Zwei grundverschiedene Phänomene, denen aber das gleiche Problem zugrunde liegt.

Ich für meinen Teil glaube, dass Menschen, die Tieren solches antun können, auch in der Lage sind, Gleiches mit Kindern zu tun. Für mein Empfinden besteht kein großer Unterschied. Abhängig und hilflos sind beide – Tiere und Kinder.

Wenn Sie das nicht glauben wollen, sehen Sie sich bitte eine noch intakte soziale Menschengruppe an, wie die im Amazonas-

gebiet oder im Regenwald von Papua-Neuguinea lebenden, nahezu unberührten Ethnien. Dort werden Sie die oben genannten Missstände kaum finden! Obwohl die Menschen genauso damit beschäftigt sind, ihren Lebensunterhalt zu »verdienen«, wie ihre »Artgenossen« in der zivilisierten Welt. Sie leben mit dem gleichen genetischen Code wie alle anderen Menschen – nur mit einem kleinen, aber wichtigen Unterschied: Sie müssen sich den gegebenen Umständen der Natur anpassen und diese akzeptieren; sie müssen ihren Alltag so arrangieren, dass sie mit der Umwelt und mit der Natur arbeiten – und nicht *gegen* sie!
Da diese Menschen die Gesetzmäßigkeiten der Natur respektieren, sorgen sie dafür, dass oben beschriebene Entgleisungen erst gar nicht auftreten!
Genauso würde es sich mit der Beziehung zu unseren Hunden verhalten, käme der Mensch nicht immer wieder auf den Gedanken, gegen die Natur zu handeln und zu züchten!
Von der Stunde an, in der sich die Menschheit gegen die Natur und gegen ihre Umwelt gestellt hat, begann sie, diese systematisch zu zerstören. Und damit auch sich selbst.

Die »Krone der Schöpfung«

In dieser Stunde X oder, biblisch ausgedrückt, beim »Sündenfall«, in der dem Menschen das Wort »Ich« gegeben war, begann unaufhaltsam seine Selbstzerstörung. Der Mensch war der Überzeugung, abstrakte Theorien, religiöse Philosophien und andere Gedankengebäude gegen die Gesetzte der Natur stellen zu können. Sie sollten ihn als »Gottes rechte Hand« und als unfehlbar darstellen und somit seine »Einzigartigkeit«, seine absolute Sonderstellung in der Schöpfung und in der gesamten Natur, untermauern. Bei dieser Vorstellung, die ich als mittelalterlich bezeichnen möchte, ist es bis heute geblieben.
Als Beispiel sei nur die Philosophie des so genannten »Humanismus« genannt. Ursprüngliches Grundanliegen des Humanismus ist das Bemühen um eine der Menschenwürde und der freien Persönlichkeitsentfaltung entsprechende Gestaltung des Lebens.

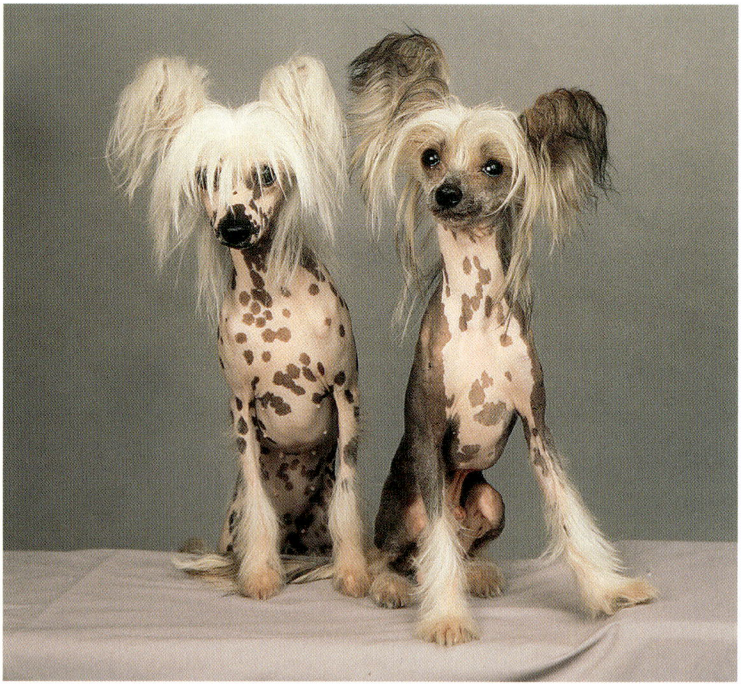

Affektierte Hunde – neurotische Menschen.

Ohne differenzierte Betrachtung auf Tiere übertragen, hat dies aber zur Folge, dass »human denkende Menschen« kranken, von der Natur dem Tode geweihten Tieren mehr Aufmerksamkeit zukommen lassen als gesunden.
Solche Menschen erklären einige apokalyptische Striche und Farbkleckse zu großer Kunst, auch wenn sich später herausstellt, dass der Künstler ein heranwachsender Schimpanse war.
Solche Menschen »basteln« aber auch züchterisch am Idealbild ihrer Hunde, bis aus einem geraden und langen Fang ein kurzer, grotesker geworden ist; bis aus geraden Beinen krumme geworden sind, die ihren ursprünglichen Zweck, einen Körper zu tragen und fortzubewegen in keiner Weise mehr erfüllen können. Kurzum: Die Menschen basteln herum, bis aus gesunden Hunden Karikaturen ihrer selbst geworden sind, die nur noch mittels der »menschlichen Zuneigung« überleben können! Bei unseren Hunden hat diese Denkweise und das daraus resultierende Handeln zu einem völligen Zerrbild ihrer selbst geführt,

bei uns Menschen zu einer Verstümmelung im intellektuellen und emotionalen Bereich.

Sensation oder Information?

Der moderne Mensch ist nicht mehr willens und in der Lage zu seiner Abhängigkeit von der Natur, zum Werden und Vergehen, zu stehen. Stattdessen versucht er, mit unglaublicher Pedanterie und unübertroffenem Starrsinn seine Vorstellung vom »Gott-Image« aufrecht zu erhalten.
»Nichts ist unmöglich« lautet nicht nur ein Werbeslogan, sondern es ist auch das Leitmotto des »modernen Menschen«. Und einer, der auch diese Rechnung zahlt, ist wieder der Hund.
Betrachten wir einmal das Angebot unserer Fernsehsender genauer: Es gibt Sender über Sender, die dem Konsumenten alles, aber wirklich alles anbieten, was - richtig - Einschaltquoten bringt. Und Quoten erreicht man mit Skandalen, Börsencrashs und anderen medienträchtigen Dingen.
Falls einmal versehentlich eine Reportage über Natur und Tiere und keine Werbung laufen sollte, dann auch nur im Rahmen der oben genannten Vorgabe der Einschaltquote, das heißt, in Form von Berichten über Umweltkatastrophen oder Panik erzeugenden Meldungen über eine gefährliche, monströse Tiergattung.
Tierfilmerpersönlichkeiten wie Grzimek, Sielmann und Co. werden heutzutage nicht mehr benötigt. Wozu auch? Wer will denn schon sachlich fundiert über biologische und verhaltensforscherische Zusammenhänge informiert werden! Nein, da eignet sich Hempels Mischling von nebenan, der aussieht wie ein Kampfhund, viel besser für eine emotionsgeladene »Story«.
Wen von den Millionen Hundehaltern in unserem Land würde eine Sendung, womöglich noch mehrteilig, über artgerechte Hundehaltung und -erziehung interessieren? Sie können mir gerne schreiben, falls Sie jemanden kennen sollten.
Wie unser stetig dahinsiechendes Hundewesen und seine größten vereinsmäßigen Organe leider zeigen, ist das Interesse nicht besonders groß. Wäre dem nicht so, hätten es manche Mitmen-

schen nicht so einfach, Hunde und deren Rassen bis zur Degeneration zu (ver-)züchten und auch noch teuer mit vielen bunten Papieren zu verkaufen. Diese Hundehalter würden vielmehr strafrechtlich verfolgt werden!
Und wissen Sie, was ich glaube? Diese Menschen sind unschuldig! Ja, das ist wirklich meine Meinung. Ich erkläre es Ihnen.

Kunst oder künstlich?

Dazu muss ich zunächst ein wenig abschweifen: Ich war einst mit meinem Freund Eberhard Trumler zu einer Theateraufführung nach München eingeladen. An sich nichts Ungewöhnliches, sollte man denken. Kultur und Natur müssen ja auch Hand in Hand gehen, denn ohne Natur keine Kultur. Die Realität zeigte jedoch ein anderes Bild. Das Stück hieß: »Salome ohne« ... oder so ähnlich (Eberhard wüsste es mit Sicherheit noch ganz genau, denn der Titel erinnerte ihn an eine Zigarettenmarke, die er gerne konsumierte).
Egal – kommen wir zum Inhalt besagter Aufführung. Die Spannung war groß, dann hob sich der Vorhang und – nichts war zu sehen. Lichter blitzten auf und erloschen wieder. So auch der gesamte erste Akt!
Stürmischer Beifall brauste auf, von gellenden Pfiffen begleitet! Ganz ehrlich – diese Mischung kannte ich bisher nur aus meiner Fußballerkarriere, bei der die einen für, die anderen gegen die Schiedsrichterentscheidung waren. Aber hier waren alle aus dem Häuschen, ob sie nun klatschten oder pfiffen. Alle fanden das bisher Dargebotene brillant. Ein Zweibeiner neben mir schrie mir, obwohl ich ihn keineswegs um seinen Kommentar bat, die Worte ins Ohr: »Dieser exzessive, paramentale Expressionismus über die ordinären und servilen Gesellschaftssphären – genial, genial, genial, einfach ...!«
O. K. – bis hierher und nicht weiter.
Sie wissen jetzt, warum ich glaube, dass diese Menschen unschuldig sind, denn sie wissen ja gar nicht mehr, was sie tun!
Wen wundert es also, wenn so eingestellte Menschen Hunde

»züchten« und nach »ihren Maßstäben« bewerten, die nichts, aber auch gar nichts mehr mit naturgemäßen biologischen Maßstäben zu tun haben. Der Grund ist genau die Verwechslung von Kunst und künstlich.
Ein solches Theaterstück hat für mein Empfinden auch nicht mehr viel mit Kultur und Bildung zu tun. Wie auch! Hunde, von solchen Menschen »erschaffen«, haben auch nichts mehr mit Hunden aus klassischen Stücken zu tun!
Egal – denn wo der Bezug zur Natur fehlt, mit all seinen Konsequenzen, da hat der Hund nichts mehr verloren.

Von Hundezüchtern, Hundevermehrern, Hundeschindern und anderen Mafiosi!

Möglicherweise wissen Sie gar nicht, dass Sie vielleicht selbst ein Hundezüchter sind! Ja, Sie, der Sie eben diese Zeilen lesen! Grundsätzlich darf sich nämlich *jeder* »Züchter« nennen, dessen Hündin gewollt oder ungewollt einen Wurf zu Stande bringt! Was, Sie glauben, das sei kein Züchten, das war nur der pure Zufall und der alte morsche Zaun, durch den sich ausgerechnet dieser dekadente und übergewichtige Köter der heißgeliebten Nach-

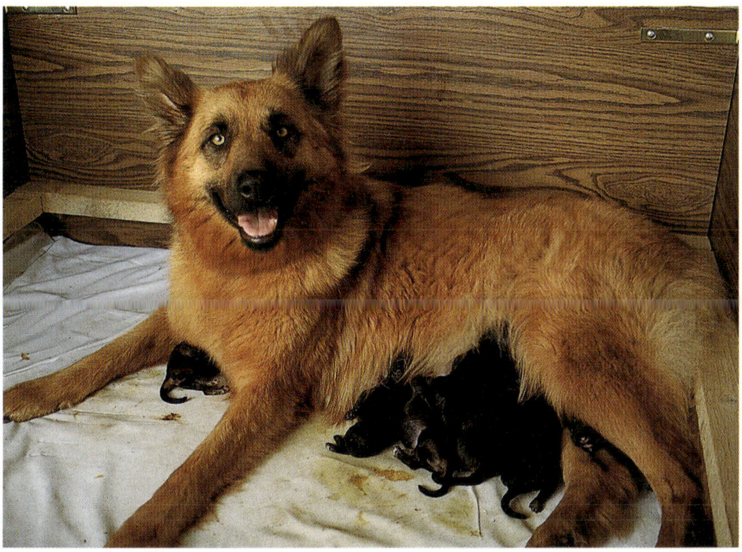

Mutterglück.

barn gezwängt hatte. Denn, hätten Sie *wirklich* ernsthaft »züchten« wollen, dann doch sicherlich nicht mit diesem Kalfakter von nebenan!

Sie haben richtig gelesen. Ich meine mit der Ernsthaftigkeit des Züchtens die biologische Gesundheitszucht. Doch, ich rede von »Züchtern«, und das hat auch viel mit Zufall zu tun. Was das heißt, versuche ich gleich zu erklären.

Papier ist bekanntlich geduldig. So kann man einen nicht nach den beschriebenen biologischen Richtlinien gezüchteten Hund auch mit vier, sechs oder gar acht Monaten verkaufen, manche »Züchter« tun dies sogar generell, und der neue Hundebesitzer wundert sich, dass er Probleme mit diesem Hund bekommt, obwohl die Rasse als »lieber, unkomplizierter Familienhund« gilt und mit allen positiven Eigenschaften programmiert auf die Welt kommt – so jedenfalls die offiziellen Verlautbarungen der entsprechenden Rassezuchtvereine!

Kein Wunder, dass solch ein Vorgehen bereits tausendfach schiefgegangen ist und abertausendmal noch schief gehen wird!

Denn auch hier werden die biologischen und artgerechten Grundlagen vollständig ignoriert. Nein, diese »Züchter« haben einen eigenen Sachverstand, einen, der sich auf zwei lapidare, wenn auch wahre Grundsätze reduzieren lässt:

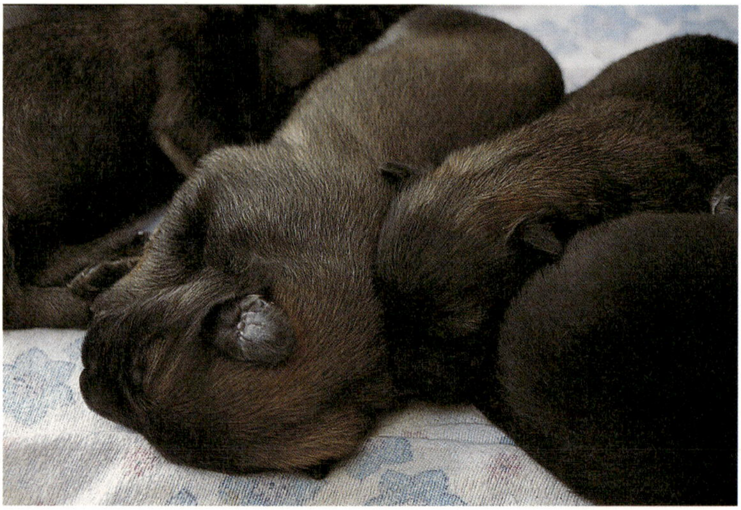

Wird's ein guter Hund? – im biologischen Sinne.

1. Papier ist geduldig und zudem noch so schön.
2. Geld stinkt nicht.

Diese beiden Motive für die »Hundezucht« beschränken sich auf das rein Geschäftliche. Dazu gehören neben sehr viel Charme und Überredungskunst vor allem diverse Verkaufsstrategien und Werbepraktiken, die sich zuweilen am Rande der Legalität bewegen. Zudem braucht man noch die Kenntnis des »Liftens«, der Praxis nämlich, wie man erbgeschädigte Hunde so »stylt«, dass unerfahrene Käufer darauf hereinfallen!
Und jeder, der bei einem solchen »Züchter« einen Hund kauft und mit nach Hause nimmt, »outet« sich unwissentlich als Masochist, da er sich mit Gewissheit für teures Geld chronische seelische und gar körperliche Leiden seines Hundes eingehandelt hat, unter denen er bald selber zu leiden hat, und sei es an den Rechnungen vom Tierarzt!
Wer dies nicht glauben will, dem empfehle ich die Lektüre des Buches *»Du armer Hund«* von Heiko Gebhardt, in dem die Auswüchse des hier beschriebenen Zucht- und Verkaufspraxis detailliert dargestellt sind.

Nachfrage und Angebot – die Rechtfertigung?

Solche Hundevermehrer »züchten« rücksichtslos Hunde einer bestimmten Rasse, nur weil die Nachfrage da ist und der Hund gerade in Mode ist. Also wird munter drauflos vermehrt, denn schließlich bestimmt die Nachfrage das Angebot! Keine Frage nach dem Warum oder gar dem weiteren Sinn eines solchen Tuns! In unserer heutigen Konsumgesellschaft ist kein Platz mehr für die lebensnotwendige Instinktsicherheit oder gar für die biologischen Gesetzmäßigkeiten!
Wozu auch? Der »Züchter« bekommt sein Geld, der »Kunde« seine Ware. So einfach ist das. Wie gesagt, wenn die Nachfrage das Angebot bestimmt, wird der Hund in diesem Moment schlichtweg zu einem Konsumartikel wie jeder andere beliebige Gegenstand auch. Man muss ihn einfach haben, schließlich haben die

Nachbarn auch schon einen. Die Kinder wünschen ihn sich unbedingt und die Werbung befiehlt in wunderschönen Bildern und emotionsgeladenen Texten, nur diese und sonst keine andere Rasse zu wählen. Sie wissen schon – wegen der vorprogrammierten Vorstellung von dieser Rasse und so, da nimmt bekanntlich alles Übel seinen Anfang.

Beim nächsten Hund wird alles anders!

Die Nachfrage wird befriedigt, unser Konsumverhalten auch, der Rubel rollt, der Staat wird (manchmal) auch noch zufrieden gestellt, bloß der Hund bleibt – zur reinen Handels- und Konsumware degradiert – auf der Strecke! Hinzu kommt noch ein weiteres Steckenpferd unserer Gesellschaft: das Recycling. Alles ist käuflich, man benutzt es – und? Richtig, man schmeißt es weg! Auch Hunde. Die überfüllten Tierheime sprechen für sich.
Oder man bindet das Tier einfach an den nächsten Baum, der Köter hat eh nichts besseres verdient – schon über 500 Euro Tier-

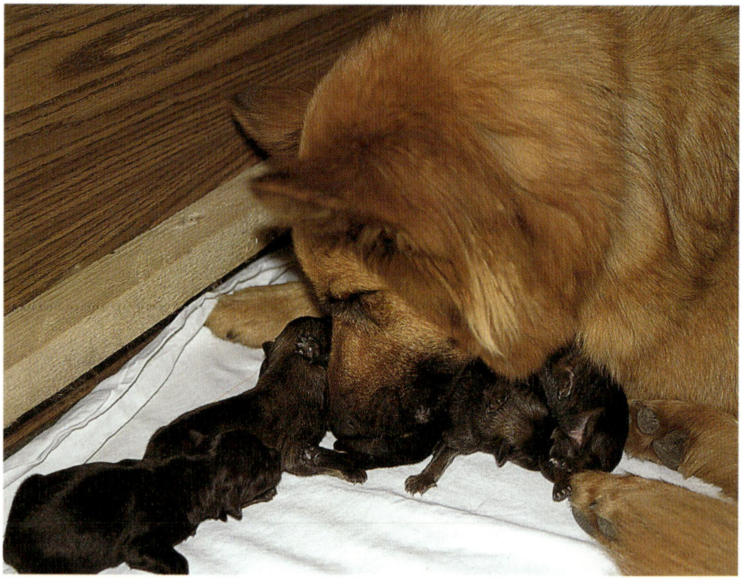

Wird's ein guter Hund? – im Rassestandard.

arztrechnung in nur drei Monaten! Alles, was recht ist. So kann das nicht weiter gehen und: *Beim nächsten Hund wird alles anders*!
Auf diese Art produzieren unsere Hundefabriken stets auf Hochtouren weiter Hunde, denn die Nachfrage ist vorhanden. Der Mensch ist schon ein merkwürdiges Geschöpf, finden Sie nicht auch?
Und dann gibt es da auch noch die Kategorie von Mitmenschen, welche sich bewusst zu Hunderassen bekennen, die nichts anderes als eine Qualzucht für das Tier darstellen! Dort wurde und wird, meist wie oben beschrieben, so lange an den Tieren herumgezüchtet, dass sie ohne menschliche Hilfe kaum noch lebensfähig sind. Anschließend freuen sich die menschlichen Artgenossen auch noch über den künstlich herbeigeführten, gelungenen Wurf und bezahlen dann ein – Gott sei Dank sehr verkürztes – Hundeleben lang brav die horrenden Tierarztrechnungen! Und wenn Klein Bully dann endlich in den Hundehimmel gehen kann, da auch die höchste tierärztliche Kunst einmal am Ende ist, tja, dann bekommt Klein Bully auch noch ein Grab, samt Gedenkstein, auf dem zu lesen ist:
»Auf ewig unvergessen – Du zeigtest uns, was wahre Liebe ist!«
Spätestens dann wird es Zeit für mich aufzuhören, darüber zu reden und zu schreiben, sonst könnte ich mich vielleicht aufgrund dieser falsch verstandener Tierliebe ganz vergessen....

Die zehn Gebote der Hundezucht – oder: dies alles in Gottes Ohr!

Stattdessen möchte ich lieber ein paar unverzichtbare Grundsätze für eine Hundezucht, egal welcher Rasse, aufzählen, auch wenn sie, wie so oft, die meisten Menschen nicht zur Kenntnis nehmen wollen. Doch nimmt jemand den Hund und somit seine Zucht ernst, wird er über den einen oder anderen Punkt sicherlich nachdenken und vielleicht auch so ehrlich sein zuzugestehen, dass diese Grundvoraussetzungen für den Fortbestand unserer Rassehundezucht trotz allem notwendig sind!

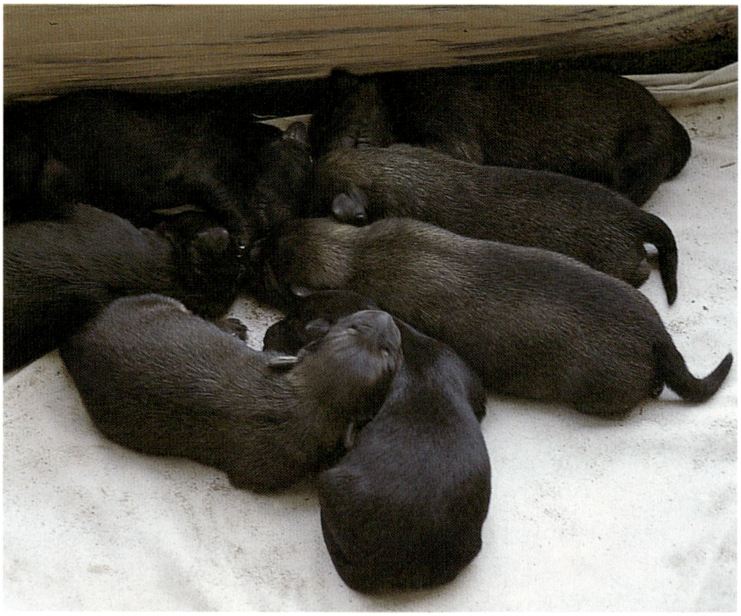

Biologisch gesunde Hunde für jede Rasse.

Erstes Gebot

Fundamentalster Grundsatz einer jeglichen Erbfehlerbekämpfung bleibt nach wie vor die *strengste züchterische Selektion* von Würfen mit missgebildeten Welpen und das rigorose Ausschließen heterozygoter Elternteile, da diese Anlagenträger sind!
Wie alle, die sich mit Hunden oder sogar mit deren Zucht beschäftigen, wissen sollten, hängt dieser Punkt mit der unumstößlichen Erkenntnis zusammen, dass Erbdefekte und Erbkrankheiten nach dem neuesten Stand der Genforschung sehr häufig nicht die Auswirkung *eines* Gens alleine sind!
Leider kann uns hier der gute alte Mendel samt seiner Vererbungsregeln, so einfach und verständlich sie auch für manche Mitmenschen sind, nicht weiterhelfen! Vielmehr sollten wir begreifen, dass von väterlicher wie mütterlicher Seite Gene in Gruppen zusammentreffen und in ihrer Vielfalt und Komplexität zusammenwirken. Erst dieses Zusammenspiel bewirkt das Entstehen von *Erbkrankheiten*!

Wenn also Hündin oder Rüde je einen solchen Teil derartiger Gene besitzen, so führt dies unweigerlich zu Missbildungen und anderen Erbdefekten. Aus dem oben Gesagten wird klar, dass es sinnlos wäre, der Hündin einen anderen Rüden, natürlich fernab der Zuchtlinien, zuzufügen! Warum?
Der Rüde mag zwar jene Gene nicht besitzen, die dazu führten, die Erbdefekte sichtbar zu machen, aber die Welpen werden die mütterlichen Anlagen weiter in sich tragen und somit auch an ihre Nachkommen weitergeben!
Umgekehrt verhält es sich genauso mit dem Rüden.
Fazit: Wer solche Hunde nicht von der Zucht ausschließt, macht sich mitschuldig an allen Nachkommen und daran, dass die betreffende Rasse *bewusst* mit defektem Erbgut anreichert wird!

Zweites Gebot

Was bringt das Leben?

Nimmt man sich den ersten Punkt zu Herzen, ist die Voraussetzung für den Erfolg die penible züchterische Berichtstreue, d. h.

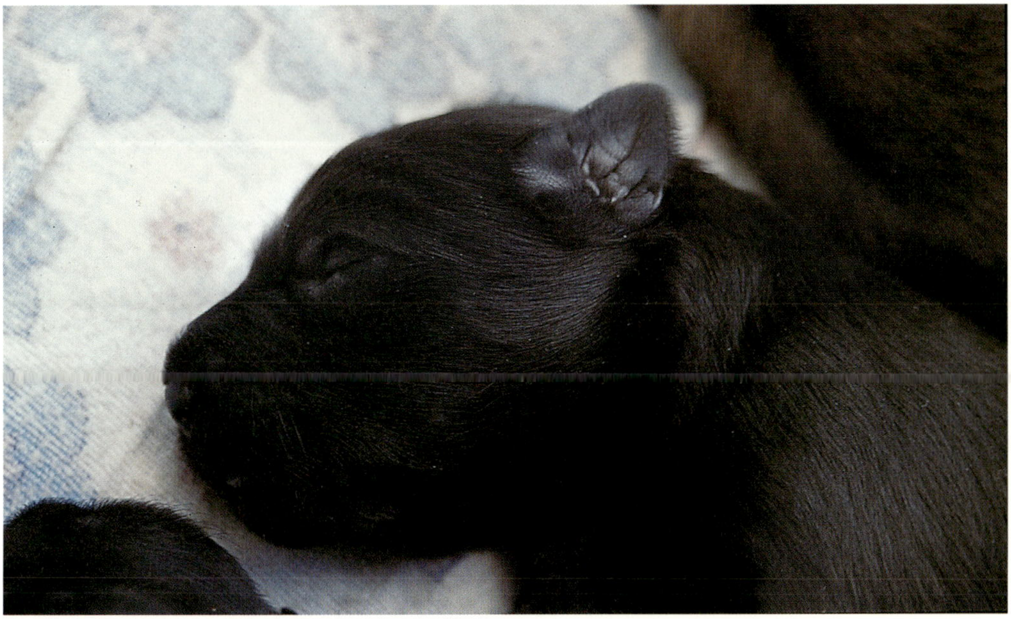

die uneingeschränkte Meldung aller, aber wirklich *aller* Welpen mit angeborenen Defekten durch verantwortungsvolle Züchter! Beruhigen Sie sich, ich sprach ja von Züchtern und nicht von Vermehrern; Sie sind ja nicht gemeint. Ihr Bestreben ist ja nicht das Klingeln im Geldbeutel, Sie können eigentlich darüber nur müde lächeln, oder?

Drittes Gebot

Nicht lebend zur Welt gekommene oder kurz nach der Geburt *gestorbene* Welpen müssen dem Zuchtwart (darüber noch später) oder dem speziellen Tierarzt überlassen werden. Vor allem zur *Autopsie*!
Ich muss mich leider, wie so oft, wiederholen, meine Damen und Herren. Sie machen dies doch ohnehin, oder? Ansonsten gehören Sie auch der großen Bande der Hundemafiosi an, welche tote und/oder verkrüppelte Welpen im wahrsten Sinne des Wortes totschweigen!
Diese Tiere dem Zuchtwart zu zeigen, käme vielleicht einem Todesurteil in Sachen »Zucht« gleich, oder irre ich mich da? Denn es gibt ja auch noch »gesunde« Welpen in diesem Wurf. Und diese erhalten bestimmt einen Preis, man kennt sich ja, die »Richter« und die »Züchter«, da hackt eine Krähe der anderen kein Auge aus, so ist das halt.

- Mögliche Erklärungsversuche für die toten oder verkrüppelten Welpen wären sicher: Die Mutterhündin hat nichts getaugt, ich hab's doch gleich gewusst.
- Das Wetter war zu schlecht und/oder zu schön – Sie können sich's aussuchen.
- Das Futter war einfach zu minderwertig und vor allem viel zu wenig, oder zu viel?
- Vielleicht fallen Ihnen ja noch weitere schwerwiegende Argumente ein, die bei einer solchen Selbsttäuschung helfen.

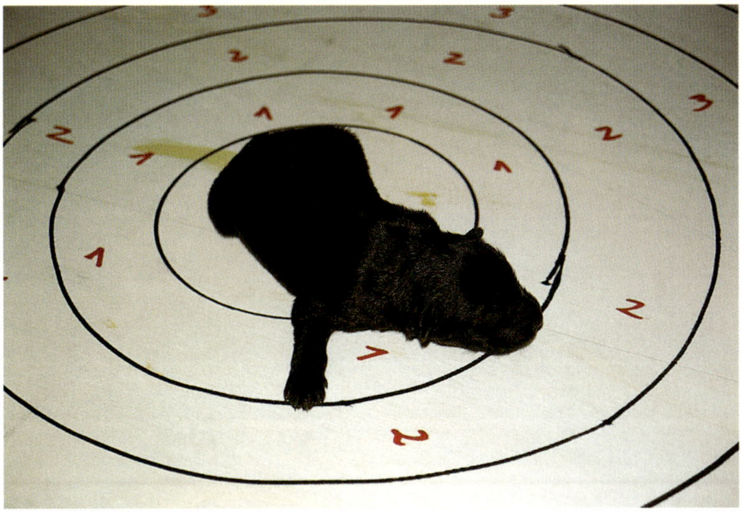

Biotonustest – sollte bei jedem Züchter Standard sein.

Viertes Gebot

Keine vorgeschriebene Reduzierung der Welpenzahl! Dies aber würde unweigerlich zu einer noch größeren Verschleierung der tatsächlichen genetischen Sachlage, ob defekt oder nicht, beitragen! Siehe Gebot eins bis drei.

Denn es könnte durchaus sein, dass eine Hündin sogar zehn Welpen ohne menschliche Hilfe aufzieht. Sie wäre genetisch so gefestigt und gesund, dass man viel für diese Rasse kaputt machen würde, würde man sie von der Gesamtzucht ausschließen! Dies gilt umgekehrt natürlich genauso. Eine Hündin, die nicht im Stande ist, nur sechs Welpen instinktsicher zu versorgen, wäre ein Gräuel für jede biologische und artgerechte Hundezucht!

Ein biologischer Richtwert für unsere heutige Rassezucht wäre eine Zahl um acht Welpen.

Fünftes Gebot

Zuchtwarte, ob männlich oder weiblich, *müssen* endlich speziell auf dem Gebiet Spezialgebiet der polymorphen Populationsgenetik unterrichtet und ausgebildet werden! Hier hilft der gute alte Mendel mit seinen Vererbungsgesetzen nicht mehr weiter. Hundegenetik ist, wie auch die menschliche Genetik, zu komplex.

Da diese Punkte und Richtlinien nicht von mir stammen, kann ich getrost folgendes Beispiel anführen, das ich nach einem meiner Vorträge vor so genannten »Zuchtwarten« hörte: »So, so, jetzt sollen wir sogar noch ›Studierte‹ werden, vielleicht auch noch die ›Schulbank‹ drücken, bloß weil so ein Depp (vulgär für »Besserwisser«; auf bayerisch auch »Gschaftlhuaba«) daherkommt und behauptet, diese Punkte wären unabdingbar!«

Es gibt übrigens einen Comic, in dem der Co-Held immer wieder sagt:« Herr A. hat immer recht, Herr A. weiß alles besser«. Wahre Hundefreunde wissen, was ich meine!

Etwas anderes, das ich mit meiner einfachen, schlichten Denkweise ebenfalls nicht verstehe, ist der Umstand, dass manche Menschen nichts, aber auch gar nichts dazulernen wollen! Ich kenne Hunde, die sich unheimlich freuen, wenn sie etwas Neues dazulernen können. Weil sie wissensdurstig sind und Spaß am Lernen haben. Ganz anders als manche Mitmenschen und viele »Hundefachleute«!

Sechstes Gebot

Inzestverpaarungen zur Überprüfung auf rezessive Gendefekte! Dies ist kein Schreibfehler und auch kein Aprilscherz! Es ist vielleicht sogar der wichtigste Punkt und unabdingbare Voraussetzung für eine gesunde und biologische Rassehundezucht, auch wenn alle Welt davor zittert! Wissen Sie, warum? Bei dieser einfachen, wenn auch sehr effektiven Methode, wird einem glasklar und unbarmherzig vor Augen geführt, was an schlechtem Erbgut in den Tieren und somit in der Zuchtlinie steckt! Bloß, welcher »Züchter« sieht das schon gerne?

Siehe oben! Vielmehr kursiert die Meinung, dass degenerierte Nachkommen aus Inzestverpaarungen eben die Folge der Inzestzucht seien. Aber gerade dies ist wieder so ein Aberglaube aus dem Mittelalter, welcher nur deswegen aufrechterhalten wird,

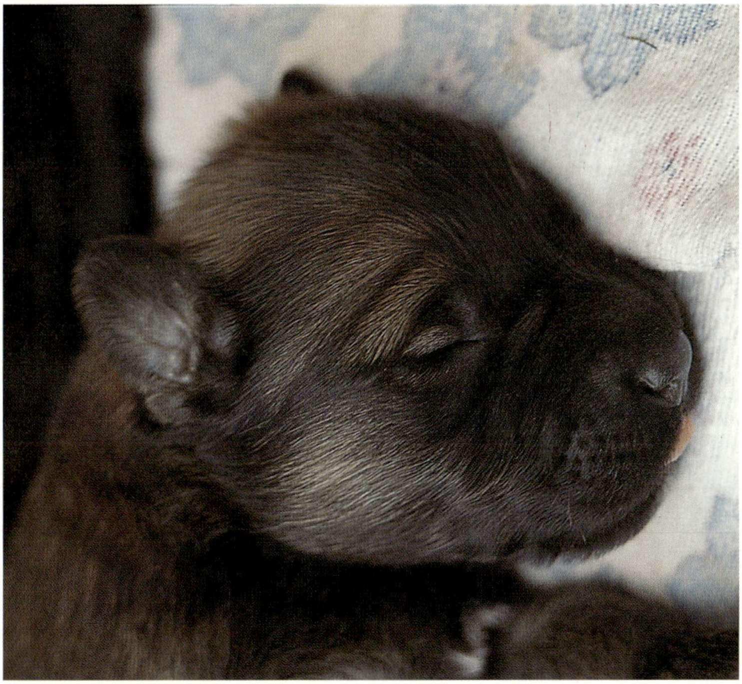

Biologische Zucht – keine Vermehrung.

weil das Geschäft und nicht der Hund, sprich der gesunde Hund, im Vordergrund steht! Nein, das pure Gegenteil ist der Fall! Derartig getestete Hündinnen und Rüden sollten in großer Auswahl als Zuchtbasis zur Verfügung stehen. Wer dies nicht glauben will, sollte sich über die Beagle-Zucht der Firma Hoechst bei Frankfurt informieren oder nach Wolfswinkel in die Eberhard-Trumler-Station fahren und sich erklären lassen, in der wievielten Generation schon eine Geschwisterverpaarung vorliegt. Auch empfiehlt es sich, Literatur über das größte Inzestexperiment zu besorgen, das es jemals gab, nämlich den Goldhamster! Denn wo *ausreichend* gesundes Erbgut vorhanden ist und mit strenger Selektion gezüchtet wird, was mit diesem Vorgehen ja gewährleistet ist, kann die Rasse nur profitieren und wird nicht durch die Verschleierung rezessiver Erbanlagen langsam, aber sicher, in Grund und Boden gewirtschaftet!

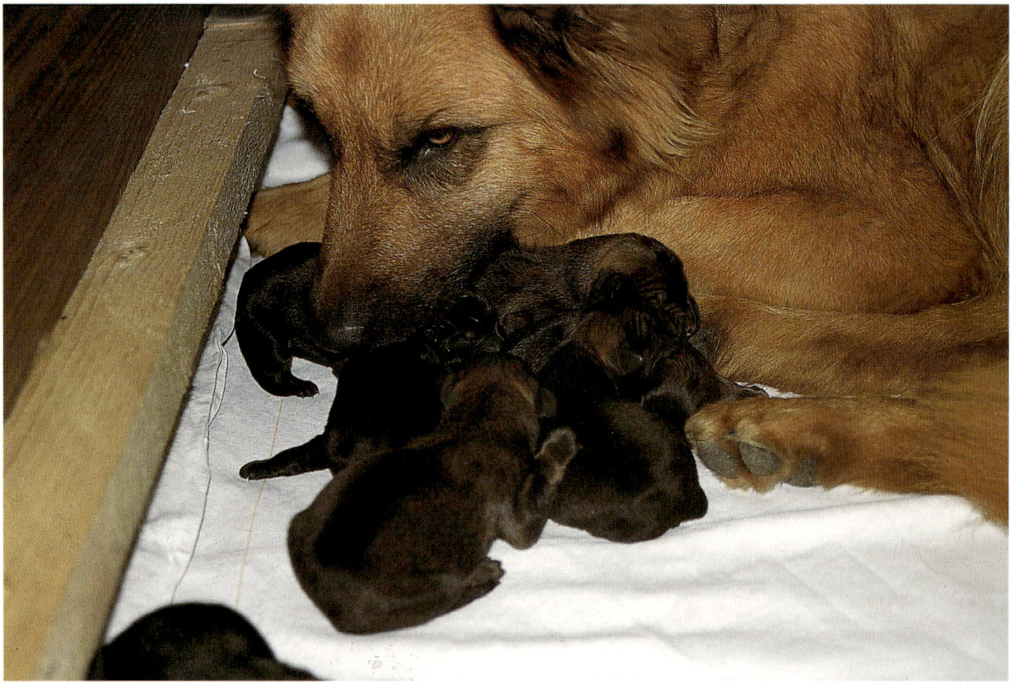

Gesunde Eltern – Voraussetzung für jede biologische Zucht.

Siebtes Gebot

Rassezuchtvereine, die zur züchterischen Selektion auf bestimmte Form- und Rassemerkmale wie Wuchs und Farbe bestehen, sollten aufs Neue überprüft und korrigiert werden. Um diesen wie auch den nächsten Punkt nicht gleich in aller Ausführlichkeit darzustellen – dies würde den Rahmen des Buches bei weitem sprengen – dazu nur Folgendes:

Die oben erwähnte Beagle-Zucht der Firma Hoechst hatte ein sehr wichtiges Prinzip verwirklicht, nämlich das des *Pigmentreichtums*!

Das heißt im Klartext, dass bei allen Tierformen das gut pigmentierte, sprich dunkle Segment Körperteile wie Ballen, Krallen, Nasenspiegel etc. eine wichtige Rolle bezüglich psychischer und physischer Gesundheit spielt! Es ist erwiesen, dass verschiedene Pigmentierungsformen mit Stoffwechselerkrankungen ein-

hergehen, welche sich durch unsachgemäße Behandlung in der Zucht noch weiter und somit fataler für die gesamte Population auswirken können.
Ein weiterer wichtiger Punkt ist der Zusammenhang von Formmerkmalen in direktem Vergleich zum Gesamthabitus. Der exzellente Genetiker Georg Wilhelm Rieck, von dem diese zehn Punkte stammen, sagte dazu: »Auch können Forderungen des ›Standards‹ zu Reduktionen des Umfangs bestimmter Organe führen, wie das bei einer Rasse der Fall ist, für die ein ›flacher‹, nicht gewölbter Schädel mit ›nicht auffälligem Stop‹ gefordert wird. Hier wird mit Sicherheit eine Reduktion des Hirnvolumens erzielt – mit allen Folgen für die Intelligenz der Tiere, zerebral bedingte Krankheiten und Störungen des Verhaltens.«
Das heißt konkret: Der heutige Stand der Wissenschaft belegt, dass die sozialen Antriebe des Hundeverhaltens in den vordersten Partien des Großhirns liegen, im so genannten Stirnlappen. Für uns Hundefreunde bedeutet dies, dass wir uns, falls wir weiter Freude an solch unsinnigem züchterischen Treiben finden, nicht wundern dürfen, wenn sich Hunde mit züchterisch deformiertem Schädel nicht als sozial erweisen.
Und was will ich als halbwegs normaler und sozialer Mensch mit einem solchen Hund anfangen? Wir wollen doch im Grunde genommen Hunde, mit denen wir zusammenleben und miteinander in sozialer Eintracht auskommen können, oder irre ich mich da mal wieder?
Durch die selektive Zucht kann man also nicht nur Fellfarbe und Körperbau bestimmen, sondern auch das Volumen des Gehirns! Logischerweise hängen auch Form und Leistung des jeweiligen Gehirns von diesen Aspekten ab.
Es gibt gehirnanatomische Untersuchungen, die von jedem Züchter nachgelesen werden können, so man denn wollte, wenn es denn wirklich um den Hund ginge; Untersuchungen, die eindeutig beweisen, dass bei Hunden ein Zusammenhang zwischen Schädelform und Intelligenz gegeben ist.

Fallbeispiel Chow-Chow

So ist der Kopf des Chow-Chows deutlich breiter als der bei anderen gleich großen Hunden, das gesamte GEHIRNVOLUMEN aber deutlich geringer!
Auch bei Bullterriern findet man ein deutlich reduziertes Gehirnvolumen, kein Wunder, man muss sich nur das erwünschte »Down-Face« ansehen.
Das Gleiche stellte man bei sogenannten Paria- oder Primitivhunden fest. Auch diese Hunde haben ein eingeschränktes Sozial- und Lernverhalten.
Nun, alles in puncto eingeschränktem Sozial- und Lernverhalten oben gesagte hört man ja auch, natürlich vornehmer formuliert, vom Chow-Chow. Hier heißt das Postulat einfach und heroisch: »Ein-Mann-Hund«. Oder sein »wölfisches Erbe« ließe nicht mehr soziale Prägung zu, wie Konrad Lorenz es ausdrückte.
Beide Aussagen sind schlichtweg falsch. Ich glaube, die ursprüngliche Bedeutung des »Gebrauchshundes« Chow-Chow wurde einfach übersehen und schlichtweg vergessen: Er wanderte schlicht und einfach in den Kochtopf. Und dafür brauche ich wirklich keinen intelligenten und sozialen Hund.
Hierfür war ein anderer »Rassestandard« gefragt, wie etwa Bewegungsarmut, fehlender Sozialkontakt und mangelnde Spielfreudigkeit, was wiederum dem Gewicht des Hundes zugute kam – zur Freude des Menschen und zur Bereicherung des Speisezettels.
Der Rassestandard beim Chow-Chow lautet aber wie folgt: »Der Schädel sollte flach und breit sein«, auch wenn oben beschriebenes Verhalten dabei herauskommt! Nur der Mensch kann so dumm sein, dass er bewusst einen Hund weiter züchtet, der nicht nur einen Mangel an Intelligenz besitzt, sondern, und das ist noch viel schlimmer, ein äußerst reduziertes Sozialverhalten zeigt. Anscheinend gleicht die blaue, aristokratische Zunge das wieder aus!

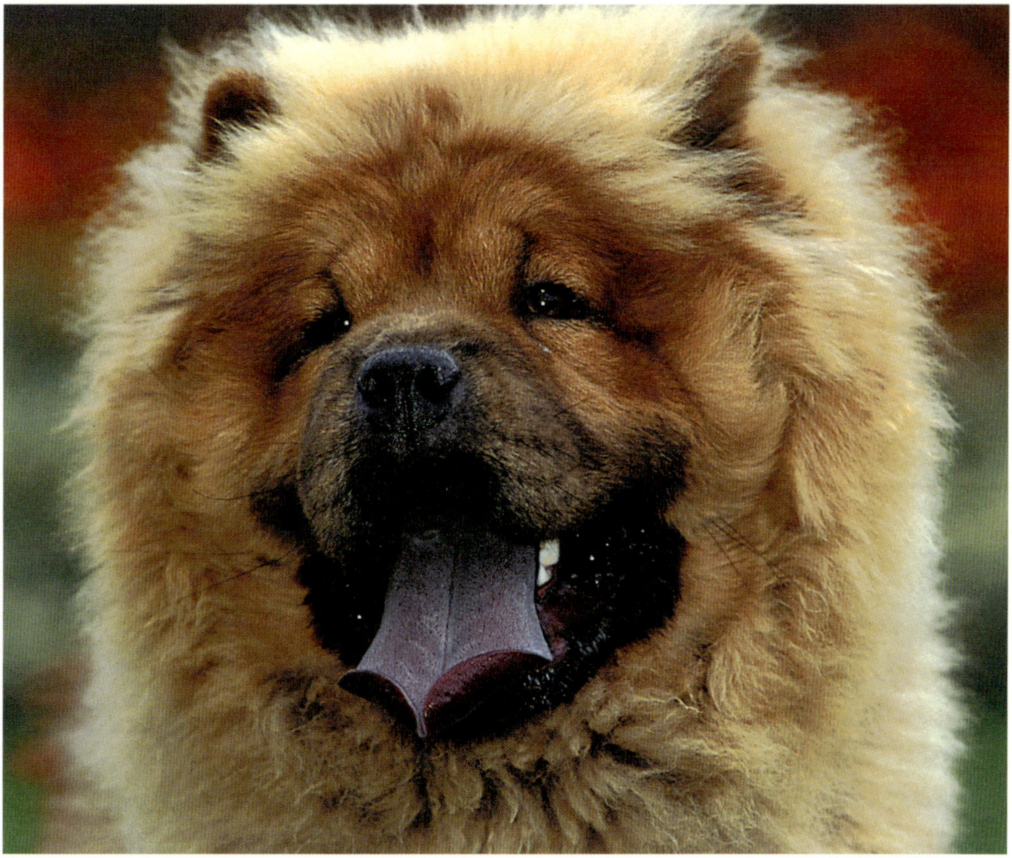

Fallbeispiel Bullterrier

Auch das kann ein normal-intelligenter Hund sein – so der Hundefreund es will.

Auch mit Bullterriern verhält es sich nicht viel anders. Ganz früher, als der Bullterrier noch seinen schönen Terrierkopf besaß und seiner nicht ungefährlichen Arbeit als Hütehund von Rindern nachkam, da war die Welt noch in Ordnung. Als der Mensch aber darauf kam, diesen schneidigen und tapferen Hund für etwas anderes zu gebrauchen und nicht mehr auf Gesundheit zu züchten, änderte sich dies ziemlich schnell. Jetzt wurde gezielt auf »Schärfe« und »Kampftrieb« gezüchtet. Dabei wurden fast ausschließlich weiße und helle Hunde verwendet, die fast kein Pigment mehr besaßen, denn die Praxis lehrte, dass diese Hunde

eine viel niedrigere »Reizschwelle« aufwiesen, sprich schneller und blindwütiger zupackten, als die anderen in der Population! Hinzu kam noch die Forderung des neuen Standards, das »Down-Face« züchterisch herbeizuführen. Dieses sieht aus wie ein Schafskopf und kommt dadurch zu Stande, dass es keinen »Stop« zwischen Gehirn und Nasenwurzel gibt. Die Augen wirken daher stark verkleinert und mongoloid.
Die Folge dieser anatomischen Abnormität ist die gleiche wie beim Chow-Chow: Geringes Gehirnvolumen und damit verbunden eine Einschränkung des Sozialverhaltens und der Intelligenz! Aber wozu braucht so ein Hund das auch. In den Kreisen, in denen er bevorzugt gehalten wird, kennt man dies ohnehin nicht. Dort geht es um etwas ganz anderes, dort muss zugepackt werden, im wahrsten Sinne des Wortes, auch wenn es mal aus Versehen das eigene Zuhälter-Herrchen ist. Was soll's – der Hund kann ja nichts dafür und solche Vorfälle steigern zudem nur seinen züchterischen Wert!

Achtes Gebot

Bei zur Zucht zugelassenen Hunden dürfen auf keinen Fall chirurgische Eingriffe vorgenommen werden, um erbliche Defekte zu korrigieren. Ein Beispiel ist der relativ häufig vorkommende Kryptorchismus, eine Rückverlagerung des Hodens in den Bauchraum. Dies darf nur und ausschließlich zu kosmetischen Zwecken geschehen. Solche Tiere sind generell von der Gesamtzucht auszuschließen.

Neuntes Gebot

Die oben genannten acht Punkte bedingen natürlich eine *intensivere* Forschungs- und Aufklärungsarbeit, damit all diese Erkenntnisse noch vertieft und jedem Züchter verständlicher gemacht werden können. Darüber hinaus ist eine weitere, vor allem finanzielle Mitbeteiligung der einzelnen Verbände erforderlich. Ein so genannter »Wissenschaftsgroschen« sollte diese Forschungsvorhaben sichern. Am einfachsten wäre dies für alle Verbände über eine zentrale Stiftung zu erreichen.

Zehntes Gebot

Nun wären wir also beim letzten der zehn Punkte angelangt. Falls Sie mir überhaupt so weit gefolgt sind! Mir ist völlig klar, dass viele »Züchter« hier nicht ihre »Philosophie des Züchtens« finden – Sie wissen schon, die mit dem Geld, Prestige und so weiter.

Aber falls Sie doch bis hierher gelesen haben, holt mich mein grenzenloser Optimismus wieder ein, den ich beim Verfassen dieser Zeilen langsam, aber stetig hinter mir gelassen habe. Warum? Na, ganz einfach: Er gibt mir die Hoffnung, dass doch noch drei oder vier Hundeliebhaber und Mitmenschen ähnlich denken oder vielleicht sogar mancher Züchter, der es mit dem Hund trotz allem Ernst meint, umdenkt und sich dies alles in sein Zucht- und Stammbuch schreibt. Dann nämlich bräuchten wir uns keine Sorgen mehr um die Zukunft unserer wunderbaren Rassehunde zu machen!

Von Wesensschwächen, Angstbeißern und anderen Irrtümern

»Wesensschwäche« und »Angstbeißer« sind Begriffe, die bis heute in unserer modernen Kynologie existieren. Sie werden jedoch nicht nur falsch verstanden, sondern auch vollkommen falsch angewendet. Dies ist deswegen so fatal, da derlei Ausdrücke im gesamten Zuchtgeschehen zu Fehlleistungen führen, die sich für den gesunden Fortbestand der Rasse und der Rassezuchtvereine sehr schädlich auswirken, da man leider wirklich elementares Fachwissen ignoriert.

Befassen wir uns zunächst mit dem Begriff der »Wesensschwäche«. Mann und Frau, die angeblich etwas von Hunden und deren

Pigmentverluste an Nase, Krallen, Ballen etc. gehen mit pathologischem Geschehen einher.

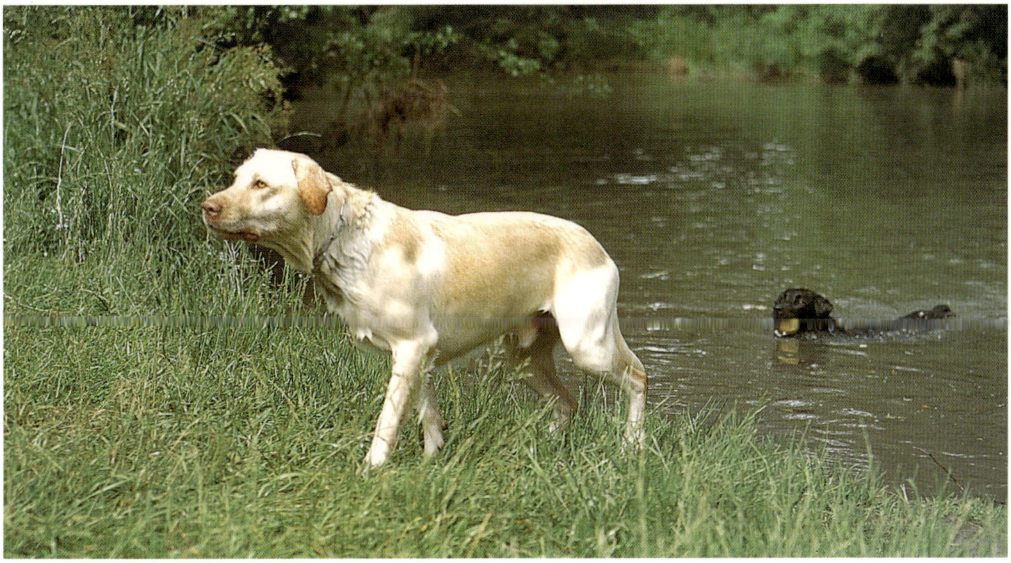

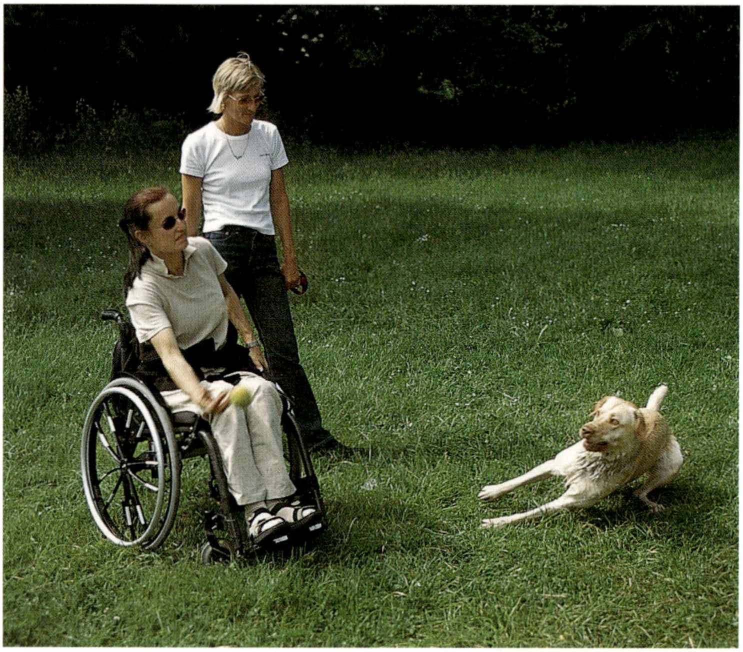

Pigmentverluste = Atopie.

Zucht verstehen, verwechseln diese Wesensschwäche mit der Vorstellung einer Erbschädigung, was aber Unsinn ist. Es existiert in der Biologie kein elementarer Hinweis auf die Existenz einer angeborenen Wesensschwäche. Es gibt vielmehr eine angeborene Übersensibilität, die so genannte Atopie des Nervensystems. Diese kann bei einem Wurftest oder in Inzuchten auftreten, bei dem deutlich wird, welche Erbgenetik bzw. Anomalien der Erbgenetik vorhanden sind.

Die Überreaktion des Nervensystems geht in der Regel einher mit einer Farbverblassung und Pigmentverlust. Sie kann sogar so weit gehen, dass man meinen könnte, einen albinotischen, weiß gefärbten Hund vor sich zu haben. Dies stimmt natürlich »erbtechnisch« nicht, da selbst ein völlig normaler Pigmentverlust nichts mit Albinismus zu tun hat.

So genannte »atopische Hunde« haben in der Regel einen gesteigerten Grundumsatz. Dieser bewirkt, einfach ausgedrückt, dass das betroffene Tier aufgrund seiner veränderten innersekretorischen Hormonlage schneller und zum Teil heftiger auf

Umweltreize reagiert als ein gesunder Artgenosse. Atopie kann also zu dem führen, was in der Hundeszene fälschlicherweise als Wesensschwäche bezeichnet wird.
Diese Sensibilität und leichte Reizbarkeit wurde und wird bei »aggressiven Rassen« bewusst ausgenützt und züchterisch verstärkt. Der Stammvater aller modernen Bullterrier war zum Beispiel ein weißer, fast pigmentloser Rüde, der zu allem Übel noch einhodig war!
Wenn derartige Hunde nun schneller, oder präziser ausgedrückt, nervöser und unsicherer auf Umweltsituationen antworten, wird sofort von »Wesensschwäche« gesprochen, was veterinärmedizinisch natürlich vollkommen unsinnig ist.
Richtig ist vielmehr, hier von einer »atopischen Reaktion« zu sprechen, von einer Überreaktion des Nervensystems auf adäquate Reize, vergleichbar einer allergischen Reaktion beim Menschen.

Was Wesensschwäche wirklich meint

Wirklich »wesensschwache« Hunde könnten nach der Geburt nicht sehr lange weiterleben. Im natürlichen Umfeld hätten auf diese Weise erbgeschädigte Hunde bereits in ihren ersten Lebensminuten und -stunden kaum eine Überlebenschance gegenüber ihren Geschwistern. Sie wären in ihrer Konstitution so schwach, dass sie das Gesäuge der Mutter nicht erreichen, von dieser von vorneherein nicht angenommen oder tot gebissen würden.
Wird allerdings eine solchermaßen atopische Reaktion nicht als Schädigung des Zentralnervensystems erkannt und sofort gehandelt, sprich die Elterntiere und ihre Welpen werden aus der Zucht genommen, macht man sich wiederum eines elementaren Zuchtvergehens schuldig.
Ein guter und verantwortungsvoller Züchter zieht einen erbgeschädigten Welpen keinesfalls mit der Hand auf, denn er weiß, dass sein Eingreifen in dem Fall nicht eine helfende Tat, sondern im Widerspruch zu einer artgerechten und biologischen

Hundezucht steht. Er überlässt also einen solchen Welpen, oder auch mehrere, ihrem naturgemäßen Schicksal – nämlich in den ersten Lebensminuten bzw. -stunden zu sterben.

Sind scheue Hunde wesensschwach?

Kommen wir zurück zum Begriff der so genannten »Wesensschwäche«, die nicht erblich bedingt ist. Eines von vielen Beispielen haben wir gerade eben besprochen; ein anderes stellt einen weiteren Aspekt der »Wesensschwäche« dar.
Zur Veranschaulichung schlage ich vor, dass Sie in eine Gegend gehen, in der es noch eine natürlich gewachsene Wolfspopulationen gibt, etwa in die Abruzzen. Oder Sie beobachten einmal Dingos, Paria- oder andere Wildhunde in freier Wildbahn, die nie Kontakt zum Menschen hatten. Was Sie bei diesen Hunden bzw. Wölfen sofort erkennen würden, wäre die so genannte Wesensschwäche. Die Tiere zeigen nämlich ein ausgeprägtes Flucht- und Scheuverhalten, was den Kontakt und Umgang mit dem Menschen betrifft.
Jeder Hund reagiert auf neue, unbekannte Eindrücke, die er während seines Sozialisierungsprozesses nicht kennen lernen konnte, d. h. auf alle nicht gemachten Erfahrungen, auf die er nicht »geprägt« wurde, natürlicherweise übervorsichtig, sprich ängstlich. Dieses Verhalten, im Zusammenhang mit unseren Hunden fälschlicherweise Wesensschwäche genannt, ist nicht anderes als ein artgemäßes Scheuverhalten. Das erbkoordinierte Scheuverhalten der Wölfe und unserer nicht geprägten/sozialisierten Haushunde, auch der Rassehunde, tritt eben dann auf, wenn der Züchter bzw. der nachfolgende Besitzer es versäumen, einen Welpen zu prägen und zu sozialisieren.
Ein nicht geprägter und sozialisierter Hund wird Zeit seines Lebens das angeborene Scheuverhalten zeigen. Warum? Ganz einfach, bei diesem Hund tritt das wölfische Erbe hervor! Im Vergleich dazu könnte man einen gefangenen Fuchs beinahe »zahm« nennen.

Fakt ist: Hund bleibt Wolf bzw. Hunde bleiben Wölfe, auch wenn kein Hund direkt von einem bestimmten Wolfspaar abstammt. Die mannigfachen Erfahrungen und Gene aus verschiedenen Wolfspopulationen – damit meine ich nicht aus dem gleichen Gebiet, sondern aus verschiedenen Erdkontinenten – sprechen dafür, dass verschiedene Rassen mehr oder weniger zu Spezialisten wurden, wobei unsere heutigen Hunde nichts anderes als domestizierte Wölfe sind. Und das ist der springende Punkt!

Lieber scheu als tot

Prägen und sozialisieren wir einen Hund, egal welcher Rasse, oder einen Mischling nicht, wie man es tun sollte, wird er zeitlebens dieses Scheuverhalten zeigen.
Wölfe sind darauf angewiesen, Beute zu machen. Sie haben nicht nur den Menschen als Feind und Jagdkonkurrenten, sondern noch zahlreiche andere im Tierreich beheimatete Widersacher. Genau hieraus resultiert dieses überlebenswichtige Scheuverhalten.
Was würde es einem Rudel nützen, wenn der Alpha-Wolf mit seiner Gefolgschaft nicht mehr von der Jagd heimkehrte? Das zurückgebliebene Rudel wäre ohne Nahrung und ohne Schutz! Ganz zu schweigen davon, wer die gerade auf die Welt gekommenen Welpen und die Jungtiere aus dem letzten Wurf großziehen sollte?
Wem würde ein guter Wolf samt Gefolgschaft nützen, wenn diese ausziehende Gemeinschaft brav im Gefechtsfeld sterben würde? Ahnentafeln und Nachrufe kennen die Wölfe nicht – ein soziales Amt, das sich um die Hinterbliebenen kümmert, auch nicht. Selbst die Rente war schon bei unseren Hundevorfahren nicht gesichert! Und so lautet das Motto: Lieber ein paar Sekunden feige, als ein ganzes Leben lang tot!

Und sollten Sie das alles nicht glauben wollen, dann besuchen Sie bitte einmal absichtlich einen Hundevermehrer der Art, wie er auf den vorherigen Seiten beschrieben wurde, und lassen Sie

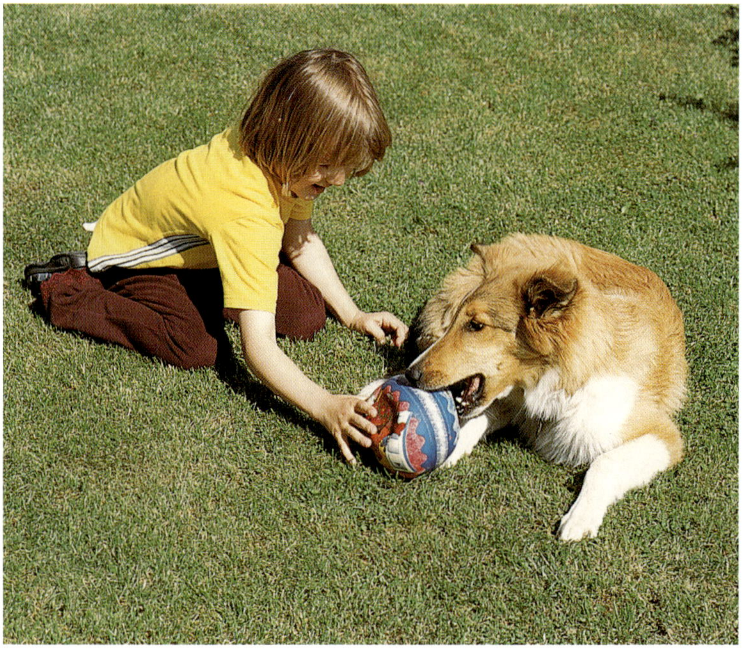

Hunde und Kinder dürfen niemals allein gelassen werden.

sich Hunde zeigen, die nie einen Menschen gesehen haben und die nie den Geruch des Menschen – dieses neue »Geruchsbild« Mensch – erkunden und sich einprägen durften!
Bitte, machen Sie sich eigenständig und vor allem nicht nur einmal ein Bild davon!
Das Scheuverhalten, das Sie hier sehen würden, ist genau das Verhalten, dass Hundefachleute fälschlicherweise als »Wesensschwäche« bezeichnen. In derartigen Kreisen existiert im harmlosesten Fall lediglich Unwissenheit in punkto Hundezucht bzw. darüber hinaus ein Geschäftsgebaren im mafiosen Sinne, welches besagt: »Ein guter Welpe ist der, der Geld bringt und somit verkauft ist – nach mir die Sintflut ...!«
Sodann besuchen Sie mit Ihrem, trotz allem, geliebten Hund Hundeplatz um Hundeplatz, laufen zu all den selbst ernannten Hunde- und Wolfsfachleuten – und was hören Sie? Nichts anderes als: »Ihr Hund hat eine Wesensschwäche!«

Hunde wollen lernen

Da Sie nun völlig verzweifelt sind, Ihren Hund aber trotzdem behalten und etwas ändern wollen, fragen Sie jetzt: »Was kann man bei einem solchen Hund trotz allem noch ändern?« Haben Sie ein starkes Selbstwertgefühl und einen starken Charakter und sind Sie bereit etwas dazuzulernen, so heißt meine Antwort: »So gut, wie nichts!« – Oder anders ausgedrückt: »Sehr wenig.«
Sie werden von diversen Hundetrainern und -therapeuten das Gegenteil gesagt bekommen, dennoch wird Ihr Hund nie der Hund werden, den Sie sich vorgestellt haben.
Er wird nicht der Hund von Nachbar XYZ werden, welcher mit stoischer Ruhe inmitten der tobenden und spielenden Kinderschar die Geburtstagsfeier geduldig über sich ergehen lässt. Er wird auch nicht der Hund werden, dem es nichts ausmacht, wenn ein Kind einmal versehentlich auf seinen Schwanz tritt oder sogar über ihn stolpert, weil es im Eifer des Gefechtes den Hund vergessen hat. Ein scheuer, nicht auf den Menschen und Umweltreize geprägter und sozialisierter Hund wird immer ein Hund sein, der sein wölfisches Erbe nie, aber auch nie verbergen kann! Bestenfalls können wir eine Gewöhnung an Situationen herstellen, in denen der Hund bereit- und lernwillig ist. Sie haben richtig gelesen: lernwillig! Es liegt allein an Ihnen, dem Hundebesitzer!
Erst wenn Sie gewillt sind umzudenken, wenn Sie bereit sind zu akzeptieren, dass dies kein Hund nach Ihrer Wunschvorstellung wird, kein Hund, auf den Sie im herkömmlichen Sinne stolz sein können, erst wenn Sie bereit sind zu ertragen, von anderen Hundebesitzern wegen des Verhalten Ihres Hundes, für das niemand den wahren Grund kennt, milde belächelt bzw. sogar ausgelacht zu werden, erst dann können wir den nächsten Schritt tun und den Hund trotzdem in das Rudel mit anders laufenden Gesetzmäßigkeiten einzufügen. Oder wissen Sie vielleicht einen Platz, an dem Ihr Hund besser aufgehoben ist, bzw. haben Sie eine andere Lösung?
Haben Sie die Zeit? Haben Sie die Nerven? Sind Sie ein Mensch mit Wandlungswillen? – In diesem Fall stehen Sie vor einer sehr wichtigen Aufgabe in Ihrem Leben: Sie müssen Ihr Leben ändern!

Einmal geprägt, immer geprägt

Halten wir uns alles noch einmal in aller Deutlichkeit vor Augen: Ab der dritten Lebenswoche erriecht der Welpe sozusagen seine Eltern, seine Geschwister, sein soziales Umfeld, zu dem auch der Mensch mit seinem Anhang gehören sollte.
Ab der dritten Lebenswoche beginnt auch die »Prägungsphase«. Wie schon der Name verrät, prägt sich hier alles, was der Hund erlebt, tief in die Seele, in das neu geformte Hundegehirn ein, und zwar unabänderlich für den Rest dieses Hundelebens! Was nicht eingeprägt wird, kann niemals »nachgeprägt« wird!
Tritt in dieser sensiblen Zeit, wenn die Sinne erwachen, der Mensch nicht geruchlich und auch optisch in das Leben eines Hundes ein, bleibt er für den Hund Zeit seines Lebens ein fremdes und unheimliches Wesen, schon allein seiner Körpergröße wegen.
Die Verantwortung für eine umfangreiche Prägung liegt bei uns, nur wir können sie leisten und dieses *wir* ist vor allem an unsere Züchter gerichtet, denn nur sie haben in dieser Periode den größten Einfluss. Nur diese Menschen können sich tagtäglich immer wieder mit den Welpen spielerisch beschäftigen. Je mehr unterschiedliche Menschen sich mit einem Welpen beschäftigen, desto mehr prägt sich der Geruch des zweiten Artgenossen, nämlich des Menschen, bei diesem ein.
Die optische Prägung kann man in dieser Zeit noch vernachlässigen, da der Welpe sich zunächst vor allem ein Geruchsbild von seiner Welt macht.
Deshalb noch einmal: Wen wundert es, wenn Hunde aus Massenzüchtungen, Massenhaltungen und anderen Vermehrungsanstalten scheu und ängstlich sind und auch bleiben! Künftige Hundebesitzer werden von so genannten Hundefachleuten, die diese Hunde verkaufen, mit der Behauptung vertröstet, die gezeigte Ängstlichkeit würde sich ganz langsam, aber merklich abbauen, bis aus dem kleinen Hund ein prachtvoller, ausgewachsener Kommissar Rex geworden ist – natürlich mit all dessen Fähigkeiten!
Da dem aus den bekannten Gründen aber nicht so ist, kommen immer wieder derart nicht geprägte, nicht sozialisierte Hunde

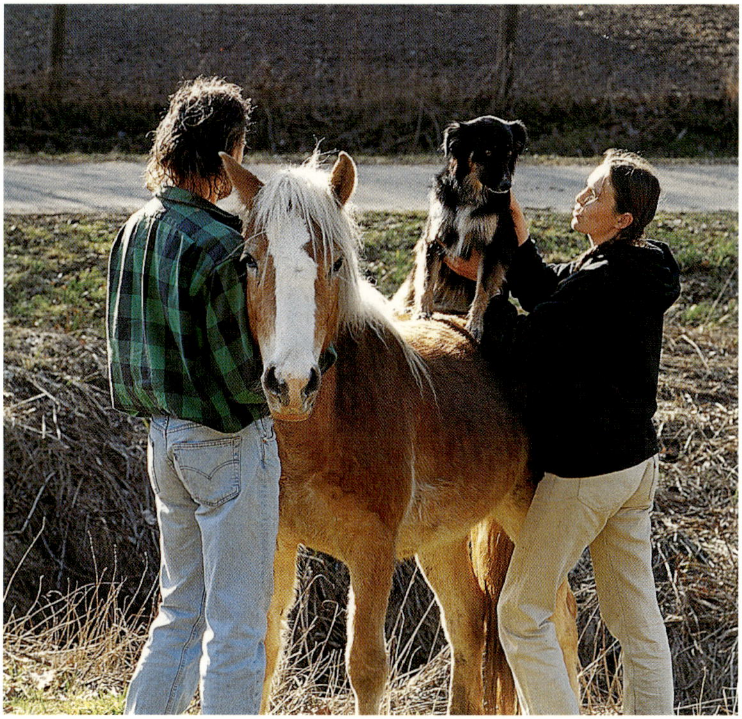

Artgerechte vertrauensvolle Beziehung ist alles.

auf den »Markt« und enden meist, da zum Problemhund geworden, in den Tierheimen oder müssen gar eingeschläfert werden. Es gibt noch eine andere, sozusagen »biologische« Möglichkeit, eine »Wesensschwäche« zu diagnostizieren. Diese sieht folgendermaßen aus:

Angenommen wir hätten diesmal tatsächlich einen Züchter, der sich wirklich um die Hunde und deren Bedürfnisse bemüht. Die Welpen hätten in der Züchterfamilie intensiven Kontakt mit Menschen jeden Alters, mit anderen Haustieren sowie mit ihresgleichen. Vielleicht gibt es auch noch einen Vaterrüden, der sich im Spiel weiterhin um sie kümmern wird. Ein derart aufgezogener Welpe wächst zu einem aufgeschlossenen, selbstsicheren, vertrauensvollen Hund heran. Und das könnte man bereits mit acht Wochen am Verhalten des Hundes feststellen.

Und wie geht es weiter, nachdem der Welpe acht Wochen alt geworden ist?

Ein neuer Lebensabschnitt beginnt

Nun heißt es Abschied nehmen von Zuhause, von der Mutter und den Geschwistern, denn jetzt beginnt ein neuer Lebensabschnitt.

In der Natur sieht dies folgendermaßen aus (erlauben Sie mir hier der besseren Anschaulichkeit wegen eine »vermenschlichende Darstellung): Hundemama schreibt sozusagen ihren »Abschiedsbrief«, übergibt ihn ihren Kindern und der Papa tritt in Erscheinung. Er spielt erst einmal so ausgelassen mit den Kleinen und wirbelt sie durch die Luft, dass man zweifeln könnte, ob es dieser Papa wirklich gut mit den Hundekindern meint. Genau das meint er jedoch!

Mit seiner Methode will er noch einmal testen, ob alle seine Kinder gesund sind.

Denn, wie bereits erwähnt, eines kann ein intaktes Hunderudel nicht gebrauchen: erbgeschädigte, instinktausfällige Hunde!

Und so beginnt ein neues Kapitel im Leben des kleinen Welpen: das Kapitel der wohlwollenden, spielerischen und konsequenten Erziehung!

Dabei bringt der Hundepapa seinen Töchtern und Söhnen alles bei, was sie später für den harten Überlebenskampf in der freien Natur brauchen werden.

Was bedeutet das für uns Menschen und Hundehalter?

Schlichtweg nur dies: Wir sollten es dem Hundepapa gleich tun, sind jedoch derart erfreut darüber, einen guten Züchter gefunden zu haben, mit gesunden und vor Kraft strotzenden Welpen, dass wir das schlichtweg vergessen. Also wird der Welpe mit acht Wochen abgeholt! Und da wir, wie gesagt, aufgrund der Freude über diesen prachtvollen Hund alles vergessen haben und uns überdies noch über die tollen roten, gelben und blauen Papiere entzücken, die wir von dem Vorzeigezüchter erhielten, legen wir die Hände in den Schoß und schauen unserem Hund beim Großwerden zu.

Der Welpe stammt ja aus einer »Leistungszucht« und in ihm ist ja alles schon »erbgenetisch« verankert. Derartige Papiere sind wie ein Garantieschein, meint unser neuer Besitzer.

Aus dem Welpen wird ein supertoller Hund, der natürlich alles

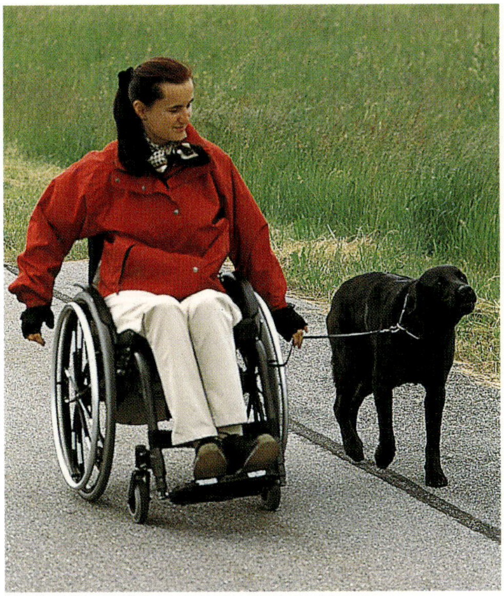

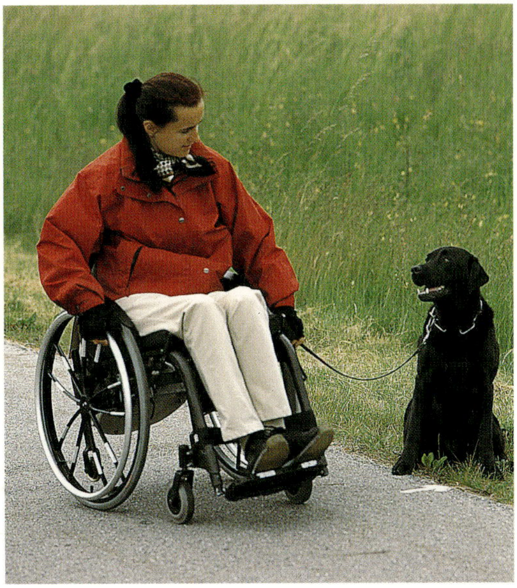

schon kann, in ihm steckt ein Wach- und Schutzhund und sogar noch ein Rettungs- und Blindenhund, alle Fähigkeiten bereits drin und dran und vielleicht ist die Hundesteuer ja gleich mit enthalten! ... und wenn der Hund schließlich ein Jahr alt ist, dann wird ein bisschen geübt und die Sache klappt schon.

Mit artgerechter Beziehung ... gibt es keine Behinderung.

Die wohlwollende Konsequenz

Was macht nun unser frisch gebackener Besitzer als Erstes, nachdem er den Welpen übernommen hat?
Er hat bereits einen ganz tollen Zwinger gebaut, kümmert sich natürlich um das beste Futter, jeden Tag fünf Mahlzeiten, frisches Wasser. Alles vorschriftsmäßig. Stubenrein wird der Kleine demnächst auch bald werden – und das war's. Wozu denn noch mehr Aufwand betreiben bei derart hoch dotierten Ahnen?
Und so vergeht die Zeit und unser kleiner Welpe döst vor sich hin! Denn aus so einem kleinen Welpen muss ja zuerst einmal ein richtiger Hund werden – alles andere machen wir später.

Hätte der neue Besitzer auch nur ein winziges Fünkchen Hundeverstand und sich ein wenig über das Wesen von Hunden informiert bzw. nicht alles vergessen, was er sich angelesen und angehört hat, würde er wissen, dass dies nicht so ist!
Unser Welpe, egal welcher Rasse, hat in seinem acht Wochen alten Hirnchen: »Nun kommt Papa!«, selbstverständlich auch eine Mama, eine menschliche, »die mit mir alles das macht, was ich in der freien Wildbahn, sprich zum Überleben brauche.«
Nämlich Disziplinierungs- und Beutespiele, Erlernen von Tabus und vor allem die wohlwollende und absolute Konsequenz vom ersten Tag an!
Doch der Welpe in unserem Beispiel hat ganz andere Sorgen.
Allein gelassen und eingesperrt für viele Stunden am Tag, fühlt er sich sehr einsam und ist seiner wahren Natur, nämlich ein sozial-intelligentes Rudeltier zu sein, beraubt.
Merkt ein derartig vernachlässigter Welpe, dass er schlicht und einfach belogen und betrogen wurde, dass hier nicht der Himmel auf Erden ist, dass sein neues Zuhause zu einem Gefängnis geworden ist und dass seine schöne Kinderstube und seine vorbildliche Prägung »für die Katz« waren, so wird er, wenn er noch ein ganzer Kerl ist, mit allen möglichen Tricks und unter allen Umständen versuchen, auf sich aufmerksam zu machen!
Er wird vielleicht zum neurotischen Kläffer, wird eventuell seine Stubenreinheit verlieren und seinen Hundezwinger oder, wenn er in die Wohnung darf, die Wohnung von oben bis unten verdrecken. Er wird in blinde Zerstörungswut verfallen oder immer mehr in sich und in eine depressive Stimmung sinken.
Egal, was er tut, es wird dazu führen, dass er immer mehr ein Egoist und ein unsozialer Hund wird.
Unser neuer Besitzer kann das leider gar nicht verstehen, und weil ihm auch der Kragen einmal platzt, muss der Hund mit Bestrafungen rechnen, die er überhaupt nicht verdient hat, nein – die noch Schlimmeres nach sich ziehen.
Ein so behandelter bzw. misshandelter Hund wird immer mehr zum Einzelgänger werden. Ihm wird ein Zusammenleben mit dem Menschen als nicht mehr sinnvoll, vor allem als nicht mehr denkbar und würdig erscheinen. Und siehe da, obwohl hervorragend geprägt und trotz bestem Züchter – was tritt immer wie-

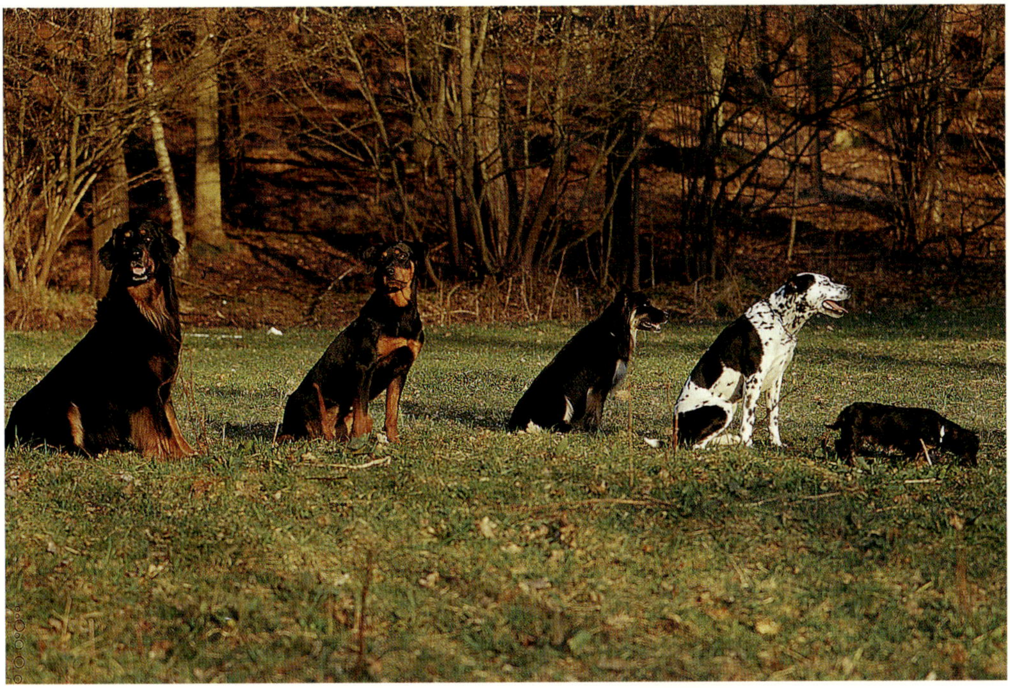

der zu Tage, sobald er einen Menschen sieht? Richtig: Die viel beschworene Wesensschwäche, die sich in Scheuheit, Fluchtverhalten oder anderen nicht gewünschten Erscheinungen äußert. Entsetzt und nach Hilfe suchend wird der Züchter angerufen. Der informiert sich vor Ort und ruft ganz verängstigt seinen Zuchtwart an.
Auch dieser stellt schlicht und ergreifend fest: »Wesensschwäche!«

Artgerechte Erziehung.

Spielen lernt, wer spielend lernt

Tja, dem guten Züchter und dem Zuchtwart könnten wir eigentlich nichts ankreiden, sie wissen ja nicht, dass der neue Besitzer ab der achten Woche kläglich versagt hat.
Armer Zuchtwart, armer Züchter – und besonders zu bedauern: der arme Hund!

Was nun folgt, ist ganz klar: Dieser Hund, dieser erbgesunde Hund wird aus der Zucht ausgeschlossen. Ein minderwertiges, negatives Erbgut habe sich leider hier ausgedrückt. Zuchtverbot, aus, basta! – Und warum dies alles? Wir wissen es jetzt.
Dabei wäre alles so einfach, würden wir nur das Erziehungsprogramm von Mutter Natur übernehmen und das beherzigen, was der Rüde ab der achten Woche den ganzen Tag mit den Welpen anstellt. Wenn wir dies alles berücksichtigen, kommen wir auf drei elementare Punkte:

Punkt eins: Ein Hund ist im Hunderudel niemals allein, folglich ist kein Welpe ab der achten Woche allein. Das Gegenteil ist der Fall. Er ist Tag und Nacht, rund um die Uhr, in Kontakt mit seinen Familienangehörigen, mit seinen Brüdern und Schwestern, Onkeln und Tanten und mit seinen anderen Ziehvätern und -müttern. Er kann sich also geborgen fühlen, aber trotzdem seelisch frei entfalten.
Punkt zwei: Es gibt ein echtes Erziehungsprogramm, das natürlich über das Spiel vorangetrieben wird. Wenn mit einem Welpen ab der achten Woche nicht gespielt wird und seine Anlagen, die jetzt auch im visuellen Bereich voll entwickelt sind, nicht gefördert werden, dann fehlt ein elementares Bindeglied zum Erwachsenwerden und zur Sozialisation.
Machen wir es also wie der Vaterrüde: Spielen wir mit ihm, und zwar jeden Tag aufs Neue und versuchen ihm immer wieder neue Reize zu bieten. Versuchen wir, ihm immer neue Sozialisierungsmöglichkeiten mit eigenständigem Lernverhalten und Lernmustern darzureichen, das genügt.
Der dritte und letzte Punkt hierzu wäre wie immer: Geben Sie Ihrem Welpen die absolute Konsequenz! Das bedeutet beispielsweise, dass alles, was im Spiel tabuisiert wird, auch nach dem Spiel tabu bleibt oder dass, was nicht erlaubt war, auch weiterhin nicht erlaubt wird. Warum?
Seit Jahrmillionen hat die Natur dies so in die Hundeseele eingegraben. »Was Papa macht, das ist richtig!« Deshalb müssen wir Menschen uns in der Rolle des »Hundepapas« im Klaren darüber sein, was ein für den Hund artgerechtes Erziehungskonzept beinhalten muss.

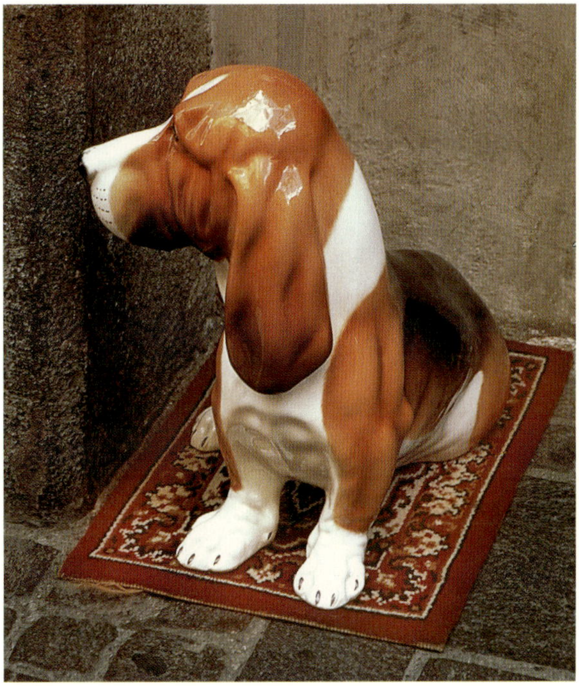

Hier schließt sich der Kreis wieder zu Vorgenanntem und Nachgenanntem. Es ließen sich auch noch weitere Entwicklungsphasen des Hundes samt ihrer Merkmale anführen.

Diese Beispiele sollen aber für jeden Hundefreund und für diejenigen, die einer werden wollen, genügen. Denn der wichtigste Grundsatz für jeden Hundefreund lautet: Ich versetze mich in die Lage des Hundes oder ich lasse die Finger von ihm.

Wie gesagt, es bleibt auch immer noch die Möglichkeit, einen Hund aus Porzellan oder ein Steiff-Tier der gleichen Rasse zu erwerben. Diese sind zudem noch pflegeleicht! Ich wünsche mir, dass die oben stehenden Ausführungen dazu führen mögen, dass der Begriff und die Diagnostik der »Wesensschwäche« aus dem kynologischen Sprachgebrauch gestrichen werden! Es muss klipp und klar sein, dass eine bei einem Hund diagnostizierte »Wesensschwäche« nichts, aber auch gar nichts mit Vererbung zu tun hat!

... und er sabbert nicht!

Vielmehr sollte von einem erworbenen Mangelzustand gesprochen werden, egal woher dieser stammt, sei es aus mangelhafter Sachkenntnis des Züchters oder des nachfolgenden Besitzers. Fakt ist: »Wesensschwäche« gibt es beim Hund nicht. Sie ist nicht erblich bedingt, sondern lediglich erworben! Und erworbene Eigenschaften vererben sich nicht, auch wenn es die hartgesottenen und alteingesessenen Hundezüchter und -fachleute nicht begreifen wollen.

Oder meinen Sie, liebe Hundefreunde, dass eine erworbene Zigaretten- und Trunksucht automatisch auf Ihre Kinder vererbt wird?

Angstbeißer

In unmittelbarem Zusammenhang mit der so genannten »Wesensschwäche« muss das »Angstbeißen« gesehen werden, da es eine Auswirkung einer sozusagen »nichtgeprägten Sozialisierung« ist. Diese hätte, wie bereits vorher eingehend erläutert, in der brisanten Prägungsphase (dritte bis achte Woche) erfolgen müssen.
Versuchen Sie einmal, aus einem Höhlenbau, ganz gleich ob aus einem Wolfsbau oder dem eines Wildhundes, einen Welpen mit der Hand herauszuholen. Sie werden Ihr wahres Wunder erleben! Nach einem wilden Knurren und Umhergekeife können Sie doch noch einen Welpen erhaschen. Was Sie aber als Erstes feststellen werden ist, dass Sie ausgiebig von dem Welpen gebissen werden.
Warum werden Sie gebissen? Ganz einfach: Dieses Verhalten dient der reinen Selbstverteidigung und dem Überlebenskampf. Der Mensch ist kein Artgenosse, auch kein Artgenosse zweiter Ordnung. Der Geruch der Menschenhand ist für den Welpen etwas Fremdes und damit Gefährliches und Bedrohendes. Er hat große Angst vor allem, was er nicht kennt, und ist stets verteidigungs- und fluchtbereit.
Wie bereits dargestellt, beginnt die sensible Prägungsphase ab der dritten Lebenswoche. Wurde hier nicht »geprägt«, was ein zweiter Artgenosse ist, dann bleibt es unverkennbar bei dieser »Wildscheuheit«.

Warum beißen Welpen?

Streckt man hingegen an Stelle einer menschlichen Hand einen anderen fremden Welpen oder Junghund in die Höhle, werden die Welpen nicht beißen.
Der fremde Welpe wird höchstens neugierig beschnuppert und dann ausgiebig beleckt werden, falls das Lebensalter zusammenpasst. Wären die in der Höhle befindlichen Welpen bereits auf Menschen, deren Hände und auf das dazugehörige Geruchsbild

geprägt, würde dies ebenso ablaufen, denn die Prägung hält ein Leben lang an.
Es ist genau so, wie der Name sagt: Wird eine Münze geprägt, so steht auf ihr z. B. zwei Euro für ein Münzenleben lang. So ist das auch bei unseren Hunden.
Nicht geprägte, scheue Hunde werden zu »wildhaften« Hunden heranwachsen, die eine absolute Angst vor Menschen und deren Geruch haben. Nähert man sich ihnen in freundlicher Absicht und können sie nicht fliehen, dann bleibt nur noch die Flucht nach vorne übrig und unsere Hand wird gebissen werden. Nochmal: Alles ist eine Frage der Prägung und des Wissens über diese Vorgänge und Zusammenhänge. Aus derartig scheuen Welpen werden keine Hunde, mit denen wir einen sozialen menschlichen Kontakt aufbauen können. Als allerletzte Maßnahme bleibt bei solchen Hunden oft nur das Einschläfern, eine frühe Beendigung ihres Lebens, spätestens nach dem dritten Besitzerwechsel. Die Tragik ist, dass in diesem Fall Hund und Besitzer unschuldig sind. Die Verantwortung dafür liegt allein bei den Züchtern, Hundevermehrern und Hundehändlern!
Lassen Sie sich nicht durch Aussagen von Züchtern und »Hundefachleuten« beirren, falls diese das Gegenteil behaupten. Sie machen sich damit einer Straftat schuldig und sie sollten unter hohen Strafandrohungen verstärkt verfolgt werden. Denn solch scheue Hunde, die so genannten »Angstbeißer«, sind eine ernsthafte Bedrohung für die eigene Familie des Besitzers und vor allem auch für die gesamte Umgebung!

Hund und Familie oder Familie mit Hund

Ein Hund mit Familie hat es gar nicht so leicht. Vor allem, wenn er in einer Familie leben muss, die ihn nicht artgerecht behandelt.
Ein Hund ohne Familie hat es aber auch nicht leicht. Vor allem deswegen, weil er ein Familien- und Rudeltier ist. Für eine optimale Entwicklung sind Hunde auf eine soziale und integrierende Gesellschaft angewiesen.
Dies mag von vielen menschlichen Zeitgenossen und Hundehaltern bestritten werden, aber nur, weil bei ihnen aus egoistischen Gründen kein Platz mehr für diese Form der Gesellschaft vorhanden ist.

Ein Hund mit Familie hat es gar nicht so leicht.

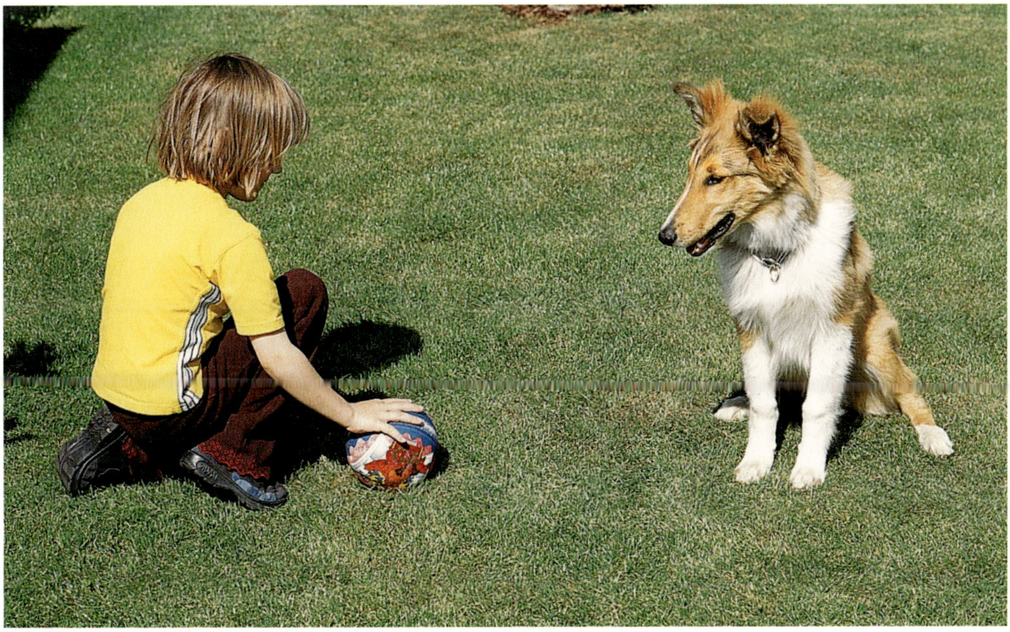

Ein Hund mit oder ohne Familie hat noch einen weiteren Nachteil: Er ist juristisch »nur eine Sache«, auch nach der neuesten Novellierung des Tierschutzgesetzes.
Vielleicht meinen viele deswegen, dass sie einen Hund nach Gutdünken wie eine »bewegliche Sache« hin- und herschieben können.
Mal dorthin, wenn er Urlaubsabsichten im Wege steht, mal hierhin, wenn ein Prestigeobjekt gebraucht wird. So, wie man ein Designermöbelstück stellt und verrückt, je nach Zweck und angekündigtem Besuch.
Nein, ein Hund benötigt etwas ganz anderes: Er braucht, um seiner emotionalen und sensiblen, sozialen Seite gerecht zu werden, einen absolut festen Platz. Denn nur so ist in seinen Augen alles in Ordnung. Nur so kann er angst- und stressfrei leben und lernen.

Verantwortung tragen will gelernt sein

Daraus folgt für uns Menschen mit oder ohne Familie: Wir müssen zuerst *Eigenverantwortung* übernehmen und selber wissen, was für unser Leben wichtig ist oder nicht. Dies ist unabdingbare Voraussetzung für jede Form des Zusammenlebens, für eine Familie. Nur in einer Familie, die in Bezug auf den Hund genau weiß, was sie will, kann sich ein Hund wohl und akzeptiert fühlen.
In einer Familie, in der falsch verstandene Modelle über Emanzipation oder antiautoritäre Erziehung vorherrschen, wo ein »Laisser-faire«-Gedanke sich breit macht, nur um der eigenen Widersprüchlichkeit vermeintlich zu entgehen, wird sich ein Hund *niemals* zuhause und vor allem behütet fühlen. Bei unseren Menschenkindern ist dies übrigens genauso!
Deswegen *müssen alle* Familienmitglieder an *ein und derselben Leine* ziehen, natürlich in die gleiche Richtung! Daher möchte ich eins gleich nochmals ausdrücklich hervorheben: Die gesamte Hundeerziehung steht und fällt mit der Erziehung, die wir selbst am eigenen Leibe und Geist erfahren haben! Dort, wo

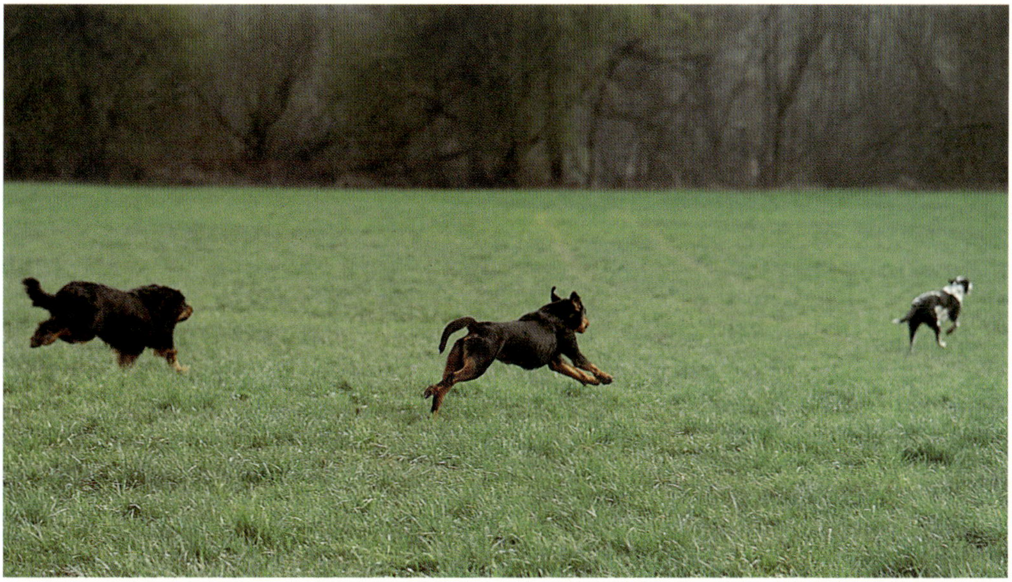

Laufen, laufen, laufen: Ideal für ein Lauftier.

Widersprüchlichkeit, Herrschsucht oder Inkonsequenz regieren – um nur einige Eigenschaften zu nennen –, sind wir auf dem besten Wege, aus einem normalen Welpen einen neurotischen heranwachsenden Hund zu machen. Derartige Defizite machen eine artgerechte Hundeerziehung unmöglich!

An Vaters statt ...

Sie fragen sich nun, warum dies so ist? Nun, ganz einfach: Wie mehrfach erwähnt, ist der Hund ein sozial offenes Wesen, welches auf *Lernen* und *Erfahrungen* angewiesen ist. Er hat keinerlei angeborene Erfahrungen, was *Spielen* und *Sozialkontakte* betrifft. Vielmehr ist er hier auf das Lernen im Verband, das Erlernen durch den Erfahrenen und auf Vorbilder angewiesen. Diese Funktion übernimmt im Rudel der Vaterrüde, als Nichtartgenosse ist es der Mensch! Der Vaterrüde weiß instinktiv, was er zu tun hat, der Mensch aber meistens nicht! Also sollten wir uns dies alles vom Vaterrüden und dessen Gehilfen abschauen. Denn sein

Erziehungsmodell ist: Vorbild sein, äußerste Konsequenz walten lassen und genauso konsequente Disziplinierungsmaßnahmen anwenden!
Ich gebe zu, dies klingt alles vielleicht eher unmodern und überholt. Doch Disziplin und Autorität werden von den Hunden durchaus richtig verstanden und nicht wie bei uns Menschen mit Despotismus und Willkür verwechselt! Hunde »wissen«, welches das beste *Erziehungsprogramm* für die jeweilige Altersstufe ist. Dort gibt es keine *Überforderung* und auch keine *Unterforderung* – weder körperlich noch mental. Und ein entscheidender Faktor ist bei ihnen immer Bestandteil aller Erziehung: das Spiel!
Nein, nicht wie bei uns Menschen, ein Spiel um des Spielchens willen. Die Natur hat bereits sehr früh eingerichtet, dass man »spielend lernt, wenn man spielend lernt«! Dies ist bei *allen* hoch stehenden Säugetieren so. Dazu gehören bekanntermaßen auch die Pferde. Auch hier herrscht noch eine mittelalterliche Vorstellung in punkto artgerechter Haltung und Erziehung, vielleicht sogar noch ein wenig mehr, als bei unseren Hunden. Zu einem späteren Zeitpunkt werde ich noch einmal ausführlicher auf diese Thematik eingehen.

Wohlwollende Autorität als Vertrauensbasis

Nun zurück zu den Hunden: Wir machen es wie der Vaterrüde und denken fortan wie er! Dann haben wir nämlich so gut wie gewonnen!
Erstens haben wir unserem Zögling klargemacht, dass ein Miteinander erstrebenswerter ist als ein Nebeneinander; *zweitens* weiß er, dass auch im Spiel Disziplin und Ordnung herrschen müssen und *drittens* sieht und spürt der Welpe, dass danach alles wieder seinen gewohnten Gang geht und unsere Autorität die Regeln des jeweiligen Spieles bestimmt.
Nebenbei möchte ich noch erwähnen, dass wir im Spiel mit dem Welpen unser eigenes verspieltes »Kind im Manne« unverpönt und ungestraft ausleben dürfen. Dabei wird in den Augen des

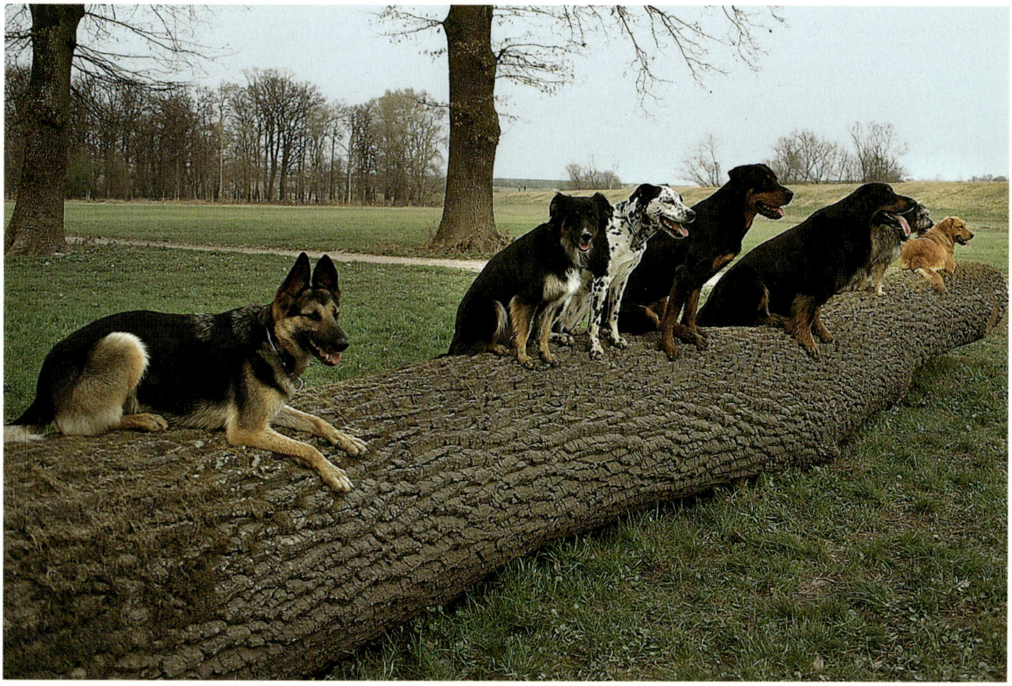

Immer der Reihe nach.

Welpen unsere Autorität sowohl geistig wie körperlich unangetastet bleiben. Wir besitzen sozusagen einen Freibrief, der uns auch bei der weiteren Erziehung helfen wird! Da wir Menschen sind und damit weder allmächtig noch unfehlbar sind, werden auch wir zwangsläufig mit bestem Wissen und Gewissen *Fehler*, wenn auch kleine, bei der Erziehung unseres Hundes machen! Verfahren wir aber wie oben beschrieben, haben wir einen Bonus beim Welpen und er wird uns ein unerschütterliches Vertrauen entgegenbringen. Und nicht nur das: Später wird er unsere menschlichen Eigenheiten und Macken großzügig tolerieren, da er klüger und erwachsener und somit reifer geworden ist. Getreu dem Motto: »Zeige mir deinen Hund und ich sage dir, wer du bist!«
Falls Sie jetzt ins Grübeln kommen – beginnen Sie gleich mit dem richtigen Erziehungsprogramm, denn: *Es ist nie zu spät!*

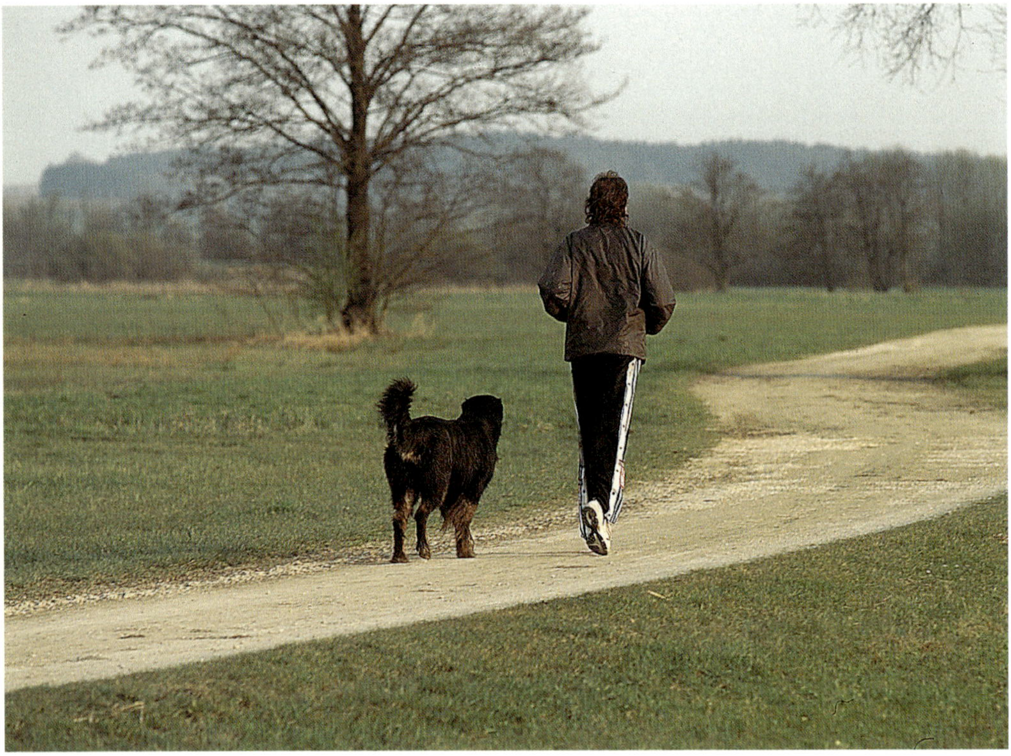

Gemeinsam laufen – nur eine der vielen Möglichkeiten, die wir mit unserem vierbeinigen Partner Hund unternehmen können.

Alles eine Frage der Rasse, das mit der Klasse – oder?

Nun haben wir bereits einiges über den sonderbaren und teils aberwitzigigen Umgang mancher Menschen mit ihren Hunden erfahren. Aber damit nicht genug. Ich möchte diese Gelegenheit nutzen, mit einem weiterem Irrtum aufzuräumen. Genau gesagt, geht es um die Rasse. Viele schwören auf ihre Hunderasse und sehen nur diese als den wahren Hund an. Nun gibt es aber angeblich 400 Hunderassen. Heißt das, dass es vierhundert solcher »wahren Hunde« gibt.

Und noch ein Punkt: Jede Rasse hat laut Rassestandard zugelassene oder nicht zugelassene Form- und Farbmerkmale. Diese müssen strikt eingehalten werden, will der Hund eine Chance haben zum Champion gekürt zu werden. Doch damit nicht genug: Jeder Rasse werden zudem auch noch ganz bestimmte Rasseeigenschaften zugeordnet: so soll der Golden Retriever besonders kinderlieb sein, der Afghane katzenartig und nicht erziehbar, der Terrier schneidig-scharf, dem Hovawart fehlt angeblich jegliche Jagdpassion und ein Kaukasischer O. spielt nicht und muss seiner Selbstständigkeit überlassen werden. Und diese Eigenschaften vererben sich zudem noch! Und das etwa glaubt man nicht nur bei uns!

Leider muss ich Sie wieder einmal enttäuschen. Rein wissenschaftlich betrachtet, geht dies leider nicht. Eigenschaften, um dies hier noch mal in aller Deutlichkeit zu sagen, lassen sich nun *nicht vererben*! Weder eine mit »Sehr sehr gut« bestandenen SchH-III-Prüfungen (hier in erster Linie natürlich der starke Schutzdienstteil, deswegen heißt sie ja auch Schutzhundprüfung und nicht Unterordnungsprüfung) noch die Angewohnheit des Löcherbuddelns in Nachbarsgarten, lassen sich vererben!

Kein Kind dieser Welt beherrscht von Geburt an die deutsche Sprache oder ist in der Lage von Geburt an ein Auto zu steuern! Dies alles ist erst eine Folge von *Lernen und Sozialisation*!

Ich hoffe und bete, dass alle Rassehundvereine dieser Welt sich grundlegenden biologischen Gesetzesmäßigkeiten, wie dieser hier, nicht weiter hin aus Verbohrtheit und Tradition verschließen.

Den Hund *bleibt* Hund, nur das Aussehen ist verschieden und hier dürfen wir unseren individuellen Geschmack ruhig die erste Wahl lassen.

Es ist wie bei unseren Frauen, meine lieben Männer (umgekehrt soll es genauso sein, hat man mir erzählt).

Erziehungspraxis

Sie werden vielleicht schon bemerkt haben, dass sich durch dieses Buch ein roter Faden zieht, den man bei der Hundeerziehung *niemals* außer acht lassen darf: Die wohlwollende Konsequenz. Doch was bedeutet dies genau für die konkrete, alltägliche Praxis der Hundeerziehung?
Hier ein anschauliches Beispiel: Sie stehen mit Ihrem dreijährigem Kind in der Schlange vor der Kasse eines Supermarktes. Vor Ihnen steht eine ältere Dame, die täglich hier einkauft und mit Begeisterung den neuesten Tratsch erzählt – ja, ja, Sozialkontakte müssen auch sein. Ganz vorne an der Kasse, gerade beim Bezahlen, steht eine Mutter mit ihrem Kind. Es dürfte in etwa so alt sein wie Ihr eigenes. Das Kind quengelt herum, da es heute nur einen Kaugummi bekommen hat und nicht auch noch den Lutscher dazu. Die Mutter wirkt mittlerweile etwas gereizt und herrisch, da sie eigentlich zahlen und schon lange zu Hause sein wollte.
Nun gut; das Kind protestiert weiter und terrorisiert die Umgebung samt seiner Mutter immer heftiger – es will schließlich den Lutscher haben! Die Mutter reagiert zunehmend nervöser und herrscht ihr Kind noch mehr an: »Es gibt keinen Lutscher, sie müsse weiter und damit basta!« Just in diesem Moment schreitet die alte Dame ein, schenkt dem jungen Erdenbürger eben jenes Objekt der Begierde und bekundet damit zugleich ihre fürsorgliche Einstellung. Das Kind ist hoch erfreut, die Mutter dankt es mit giftigem Lächeln und sucht fluchtartig das Weite.
Sie und Ihr Kind haben das Szenario aufmerksam beobachtet und Sie schreiten sofort ein, als *Ihr* Kind auch in den »Möchte-Haben-Jammergesang« einstimmen will. Ihren Mut in allen Ehren, aber das Schlimmste kommt erst noch! Sie wissen ja, wie diese so alltägliche Szene jetzt weiterläuft! Wenn Sie es geschafft haben, ohne Lutscher und heil aus dieser Situation herauszu-

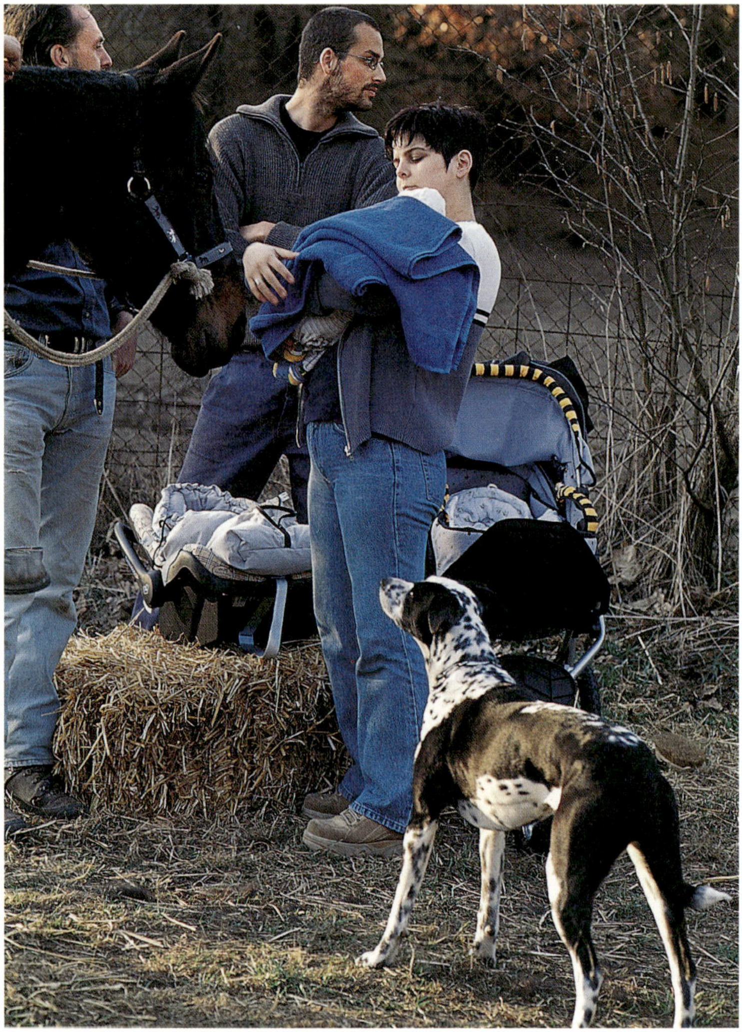

Wohlwollende Konsequenz – eine unverzichtbare Größe bei der artgerechten Erziehung.

kommen, haben Sie gelernt was wohlwollende Konsequenz ist – bei unseren Hunden ist dies auch nicht anders, im Gegenteil! Natürlich müssen Sie sich auch darauf einstellen, dass Sie beim nächsten Tratsch der älteren Dame bestimmt als Rabenmutter oder schlechter Vater abgestempelt werden. Doch trösten Sie sich, das ist bei der Hundeerziehung genauso und kommt noch viel häufiger vor!

Der Mensch in der Verantwortung

Und schon sind wir wieder beim alten Thema – nämlich bei der frappierenden Ähnlichkeit zwischen der Mensch-Hund- und der Mensch-Mensch-Beziehung. Schon anhand dieses kleinen Erziehungsbeispiels leuchtet es ein, dass es keinen schwierigen oder unerzogenen Hund gibt, sondern nur einen schwierigen und inkonsequenten Hundehalter!
Bei der Hundeerziehung heißt dies im Klartext: Wenn hier etwas nicht klappt, sei es aus Unwissenheit oder mangelnder Konsequenz, trägt allein der Mensch die Schuld.
Deswegen möchte ich Ihnen bei der Erziehung Ihres Hundes folgende fundamentalen Grundlagen ans Herz legen:

Holen Sie Ihren Welpen beim Züchter ab, wenn er acht Wochen alt ist. Bitte nicht viel später (höchstens ein paar Tage) und auf keinen Fall früher! Ein seriöser Züchter, dem seine Hunde am Herzen liegen, macht dies freiwillig. Ansonsten lassen Sie bitte die Finger von diesem Hund und gedulden Sie sich, bis Sie einen wirklich guten Züchter gefunden haben – es lohnt sich!
Seien Sie sich im Klaren darüber, dass die Erziehung mit dem *Tage der Anschaffung* Ihres Welpen beginnt! Können Sie sich überwinden und das niedliche, kleine Wollknäuel von Anfang an konsequent und wohlwollend in die Schranken weisen? Oder sagen Sie sich, wie viele andere Hundebesitzer auch, dies können Sie (noch) nicht, dazu hätten Sie später Gelegenheit? Dann lassen Sie bitte die Finger von einem Hund, zumindest so lange, bis Sie dies über Ihr großes »Tierliebeherz« bringen!
Konsequent und wohlwollend von Anfang an heißt: *Sie* und *nur Sie* bestimmen von Anfang an, was der Welpe in Ihrem Rudel, egal wie groß oder klein es ist, tun und lassen darf und wo es lang geht in dieser Welt! Sie und nur Sie bestimmen, welchen Platz, auch wörtlich gemeint, der Welpe in Ihrem Rudel einnimmt.

Das heißt: einmal nein → immer nein!
einmal pfui → immer pfui!
einmal ja → immer ja!

Auch wenn Sie ihm dies – und ich übertreibe hier nicht, solche Hundedickschädel gibt es tatsächlich – an einem Tag 20-mal konsequent sagen und es auch spüren lassen müssen, dies gehört zur *Pflicht* des Alpha-Tieres! Geben Sie sich keine Blöße, seien Sie der *geistig* und *körperlich* Überlegenere, egal welche Größe Ihr Hundewelpe hat. Hunde vergöttern solche »Chefs«, denn sie wissen, hier ist alles in Ordnung: »Mein »Chef« ist der Größte«!

Wie ein intaktes Hundehirn denkt

Dies bedeutet natürlich auch, dass Sie Ihren Hund nicht verprügeln, vielleicht sogar noch mit einer Zeitung oder einem Regenschirm! Das hat nun wirklich nichts mit wahrer Größe und Führungsqualität zu tun, sondern ist vielmehr eine Zurschaustellung Ihrer eigenen unausgereiften Persönlichkeit. Zu einem solchen Menschen wird ein Hund *niemals* aufschauen oder sich gar blind in seine Hände legen – nein, das Gegenteil wird stattfinden und auch zu Recht!

Können Sie sich vorstellen, den kleinen Dreikäsehoch gleich von Anfang an zu disziplinieren, ihn mit einem Griff in das Nackenfell zu schütteln, dabei tief in seine Augen zu schauen? Seien Sie ein Mann! (ich darf hier ausnahmsweise jenen klassischen Satz zitieren, von dem ich Ihnen in vielen anderen Fällen dringend abraten würde!) Können Sie Ihren Welpen sogar ein paar Mal hintereinander so diszipliniren? Vielleicht noch ein paar Wochen oder sogar ein paar Monate lang?

Wie gesagt – Hunde sind sehr gute Beobachter und haben ein noch besseres Gedächtnis. Sie verzeihen große Fehler nie, denn es wäre der Weg in den sicheren Tod. So und nicht anders denkt ein intaktes Hundehirn!

Wie lange Sie dies durchhalten müssen oder dürfen? Ganz sicher die ersten sechs bis zwölf Monate, danach den Rest des Hundelebens.

Allerdings herrschen in der Zeit »danach« ganz andere Voraussetzungen. Da kann es schon mal den »klugen Ungehorsam« ge-

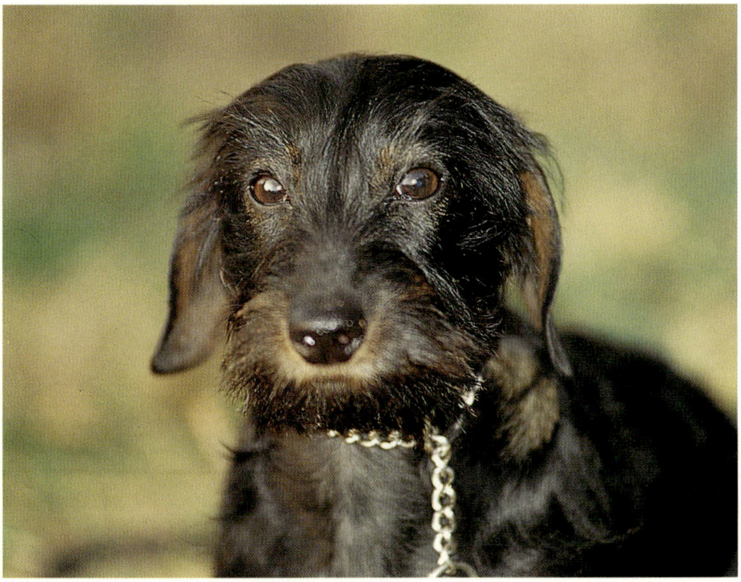

Artgerechte Disziplin von Anfang an.

ben oder ein nicht hundertprozentiges Ausführen einer Anweisung. Man kennt sich mittlerweile in- und auswendig und auch unser Hund hat dann gelernt, mit unseren Macken umzugehen! Seien Sie sich aber im Klaren darüber, dass konsequente und artgerechte Hundeerziehung *Aktion* und *nicht Reaktion* ist! Wie gesagt: *Sie* und *nur Sie* bestimmen, was zu tun erlaubt oder zu lassen ist!

Viele Köche verderben den Brei

Problematisch wird es häufig, wenn der Hund in eine größere Familie kommt, in der vielleicht noch ein Großelternteil mitwohnt. Dort bewahrheitet sich die alte Weisheit: *»Viele Köche verderben den Brei«*, in diesem Fall den Hund. In den meisten Familien geschieht nämlich Folgendes: Die Kinder wollen einen Hund! Mutter, die zudem noch halbtags arbeitet, hatte es lange genug verhindern können, denn sie wusste instinktiv, an wem letztendlich die ganze Arbeit hängen bleiben würde.

Der Vater, genervt von der ständigen Quengelei der Kinder und somit endlich weich gekocht, willigte schließlich ein im Bewusstsein, ohnehin so gut wie nie zu Hause zu sein, aber nur unter der Bedingung, dass es ein absolut familien- und kinderfreundlicher Hund sein müsse, der zudem leicht zu erziehen ist!
Die Oma kauft aufgrund dieses »Familienbeschlusses« schon fleißig Leckerlis für das kleine Kerlchen ein. Daraufhin werden Hundezeitschriften und -bücher angeschleppt, die bei der Auswahl der »richtigen Rasse« helfen sollen. Nun wird ein großer Plan gemacht, wer wie oft und wie lange mit dem Hund »Gassi« geht. Anschließend wird festgelegt, welche Accessoires für das Wohlbefinden des Hundes vonnöten sind, und der ersten Streit über die richtige Wahl des Hundefutters vom Zaun gebrochen. Nun wissen alle, wie oft der Hund gebürstet werden muss, wie man richtig die Krallen schneidet, welches Halsband man benötigt und welches pädagogische Hundespielzeug das neue Familienmitglied zur Frühförderung braucht, damit aus ihm einmal »ein ganzer Hund« wird, denn eins ist klar – für unseren Hund ist nichts zu teuer!
Nur eins weiß man leider nicht, nämlich wie man einen Hund im Alltag behandeln und erziehen sollte, vor allem, wenn mehrere »Erzieher« am Werke sind! Genauso wenig ist klar, was eine artgerechte Hundeerziehung beinhalten sollte oder was ein intaktes Hundehirn seinem Nicht-Artgenossen Mensch an hundegerechten Erziehungs- und Verhaltensweisen abverlangt, damit es Hund sein kann und vor allem darf!

Behalten Sie bitte stets eins im Sinn: Bei aller Ähnlichkeit und den vielen Parallelen, die es zu uns Menschen und unserem Leben gibt – ein Hund *ist und bleibt ein Hund* und er kann nicht *denken wie ein Mensch*!
Menschen und Hundefreunde können und *müssen* vielmehr *»denken« wie ein Hund*, damit aus der Hund-Mensch-Beziehung eine dauerhafte und problemlose Freundschaft wird! Denn nur wir haben die Fähigkeit, ein abstraktes Verständnis über Themen zu erlangen, die nichts mit angeborenen und arterhaltenden Instinkten und Antrieben zu tun haben. Deswegen sollten *wir* unser Großhirn einmal eine nützliche Arbeit verrichten las-

sen, anstatt es nur für Karriere, Macht oder geistige Dekadenz zu missbrauchen!

Und nochmal: wohlwollende Konsequenz, das A und O

Kommen wir daher gleich noch einmal zu den Eckpfeilern einer *jeden* Hundeerziehung. Beginnen möchte ich mit der schon bekannten und so wichtigen *Konsequenz*. Ja genau, der *wohlwollenden Konsequenz*, die Mann und Frau von einem *jeden* instinktsicheren Vaterrüden lernen kann, wenn Mann und Frau so will!
Nun gut, wir holen unseren Welpen mit acht Wochen vom Züchter ab. Damit beginnt für ihn der »Ernst des Lebens«, wie auch für uns. Ab heute wird nämlich alles anders, denn ab sofort müssen wir beweisen, dass in uns ein guter »Hundepapa« steckt und unser Welpe muss ab dato einsehen, dass er nicht mehr wie bisher der »Nabel der Welt« ist.

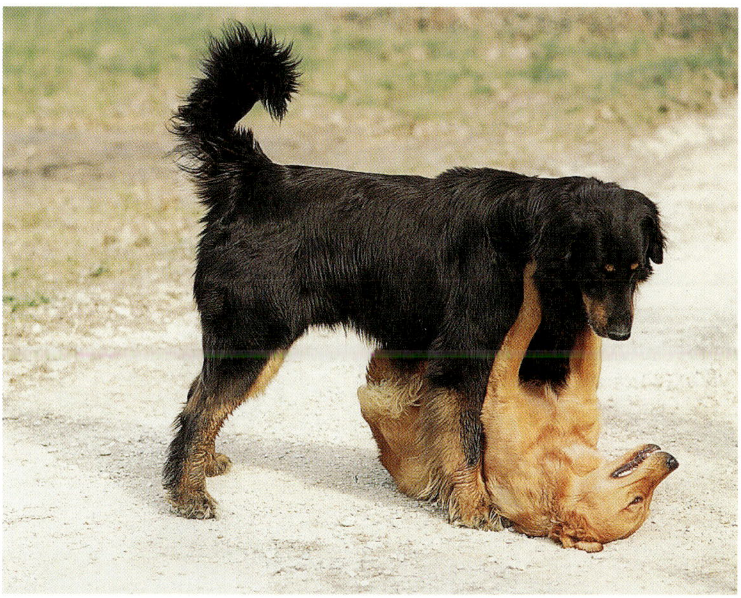

Tun wir es Papa gleich.

Er hat ab heute zu lernen, sich in eine Gemeinschaft einzugliedern und darin zu sozialisieren, wie der Name der Phase bereits verrät, welche ab der achten Woche beginnt: *die Sozialisierungsphase.*
Dabei dürfen wir dem Welpen nicht nur helfen, nein, es ist sogar höchste Rüden- sprich Menschenpflicht, ihn in diese neue Gemeinschaft, in sein neues Rudel einzufügen, in dem er seinen Platz erhält, den *wir* für ihn ausgesucht und bestimmt haben. Ab heute muss er alles von uns *Menschen* erlernen, was zum Leben und Überleben in seiner neuen Umgebung, nämlich der des Menschen, wichtig ist!
Dies ist in etwa damit vergleichbar, als würden wir unsere Kinder in den Kindergarten schicken. Dort sollen sie auch mit anderen Kindern Akzeptanz, Hilfsbereitschaft und soziales Engagement lernen und einüben. Hier gibt es auch den »großen ersten Tag«, ganz allein auf sich gestellt und weit weg von der bisher vertrauten Umgebung und Familie. Dies kann bei manchen Menschenkindern dazu führen, dass sie sich ganz besondere »Tricks« ausdenken, um nur ganz schnell wieder in die gewohnte Umgebung zu kommen – wie z. B. die Fensterscheibe des Kindergartens einzuwerfen. Zumindest hat meine Mutter mir das so erzählt – ich kann und will mich nicht mehr daran erinnern.
Bei Hundewelpen verhält es sich ähnlich. Sie versuchen, uns von der ersten Sekunde an auszuloten und zu testen, wer wir sind und wie weit sie gehen dürfen!

Deshalb: »Wehret den Anfängen!« und übt euch in der artgerechten und wohlwollenden Konsequenz!

Vertrauen und Achtung

Sollten Sie ein Mann sein, noch keinen Hund besitzen aber trotzdem schon üben wollen – ein kleiner Tipp am Rande: Laden Sie Ihre Frau zu einem Schaufensterbummel in Ihrer Lieblingsstadt ein. Aber bitte belassen Sie es bei dem Bummel durch dieselbe! Werden Sie schwach und kaufen doch »nur eine Kleinigkeit«,

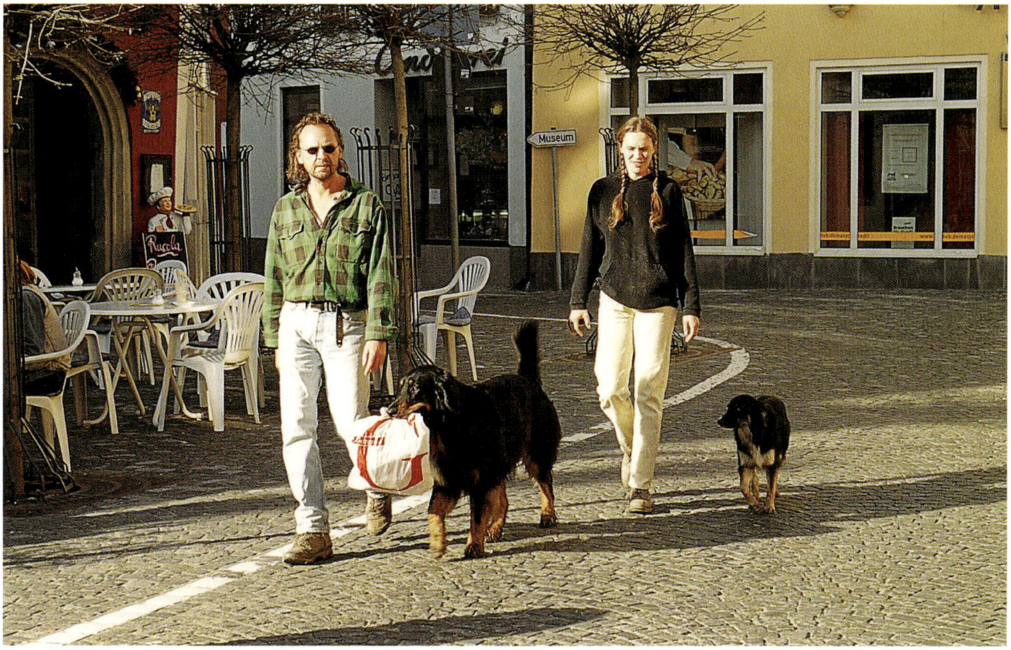

Rudelausflug.

überlegen Sie es sich noch mal genau, ob Sie wirklich einen Hund anschaffen wollen und üben Sie fleißig weiter.
Bauen wir auf das Vorbild des Vaterrüden auf. Er bestraft seine Zöglinge nicht mehr nur mit einem schiefen Blick oder mit Ignoranz auf das Geschehene, nein, im Gegenteil. Er nimmt den Missetäter an seine stolze Vaterbrust, indem er ihn mit Leib und Seele verprügelt, pardon, diszipliniert! Dies geschieht in der Regel so: ein Griff in das Nackenfell des Dreikäsehochs, ein paar Mal kräftig geschüttelt und wehe der Welpe schreit nicht, als ginge es um sein Leben!
Ansonsten wird noch ein Gang zugelegt und man könnte meinen, der Vaterrüde hätte den Welpen mit seinem Erzfeind verwechselt. Aber siehe da – selbst der hartgesottenste Welpe wirft sich auf den Rücken und schreit, als ginge es tatsächlich um sein Leben. Doch kurz darauf herrscht wieder eitel Sonnenschein. Der kleine »Übeltäter« kommt schwanzwedelnd zu seinem Papa, leckt ihm freudig und ergiebig die Schnauze und sagt: »Papa, es tut mir leid; du bist der Größte und ich tue es bestimmt nie wie-

der!« – zumindest die nächsten zehn Minuten! Der Welpe zeigt dabei keinerlei Angst, wie viele Hundepädagogen es beschwören, nein – nicht einmal das geringste Misstrauen. Das glatte Gegenteil ist der Fall!

So, und *nur so*, gewinnen wir *das absolute Vertrauen und die Achtung* des Welpen! Denn er weiß: »Papa hat alles im Griff!«, im wahrsten Sinne des Wortes. »Wenn Papa mich diszipliniert, dann ist das voll okay, dann hat das mit meiner Lebenssicherung zu tun. Denn Papa macht es ja nicht *willkürlich*, sondern nur dann, wenn ich *seine Anweisungen*, die mir in dieser Umwelt zu meinem Wohle gereichen, nicht befolge!« So denkt ein intakter Welpe! Dieses Vorgehen müssen *wir* als Menschen verinnerlichen, um unserem Hund das gleiche gute und geistig überlegene Vorbild zu sein.

Das alleine sind die Grundlagen, auf die unsere Hundeerziehung aufbauen muss, damit aus unserem Hund ein gut sozialisierter und lebensfroher Partner für uns und unsere Umgebung wird!

Fallbeispiel: Der erste Tag im neuen Heim

Bleiben wir beim Thema *disziplinieren*: Wie schon erwähnt, beginnt dies bereits am ersten Tag, an dem wir unseren Welpen bekommen, falls es erforderlich ist. Auch, wenn das in den meisten Hundebüchern anders geschrieben steht. Ich kann auch nichts dafür – und die Hunde schon gleich gar nicht!

Es stellt sich deshalb die Frage: »Wann disziplinieren?« Die Antwort lautet: Immer dann, wenn der Welpe etwas für ihn Verbotenes getan hat. Er weiß das genau, da wir dieses Verbot oder die Anweisung vorab mit unserer Stimme und Gestik ausgedrückt und verdeutlicht haben. Suchen Sie sich hierfür ein Wort Ihrer Wahl für dieses Vorhaben aus. »Pfui« ist natürlich der Klassiker und schon Kult. »Nein« hat sich in den letzten Jahren immer mehr eingebürgert. Anglophile Hundebesitzer bevorzugen natürlich ein gepflegtes »No«. Tief in Bayern, wo ich lebe, bekam ich auch schon ein »Geht's no?!« präsentiert. Wie auch immer, ich bin sicher, Sie finden Ihr eigenes Tabuisierungswort – und für den Hund spielt das Wort sowieso keine Rolle. Hauptsache Sie beherzigen die für ihn so wichtige Konsequenz!

Nun stellen wir uns einmal vor, es wäre der erste Tag im neuen Heim, im neuen Rudel. Der läuft dann praktisch so ab: Klein Joschy kommt zu uns nach Hause. Zu unserem Entsetzen ist er durch seine Übersiedlungsreise in keiner Weise beeindruckt oder gar geschockt. Er nimmt den alten Original-Steiff-Teddybären, den Sie seit ihrem dritten Lebensjahr besitzen, umgehend näher »unter seine Lupe«. Das heißt bei einem Welpen natürlich »unter seine Zähne«. In unserem Kopf klingeln sofort alle Alarmglocken! Hat Klein Joschy vorher nur neugierig und tollpatschig seine Umgebung erkundet, was uns sogar amüsierte, so haben wir jetzt *sofort* und *konsequent* einzugreifen!

Unser »Pfui!« schallt energisch und bestimmend durch den Raum. Klein Joschy blickt uns darüber fragend und erstaunt an und denkt sich: »Du kannst mich mal ...«. Weil wir dies aber wissen, folgt sofort und konsequent ein weiteres »Pfui!«. Diesmal vielleicht sogar verbunden mit einer etwas drohenden Mimik.

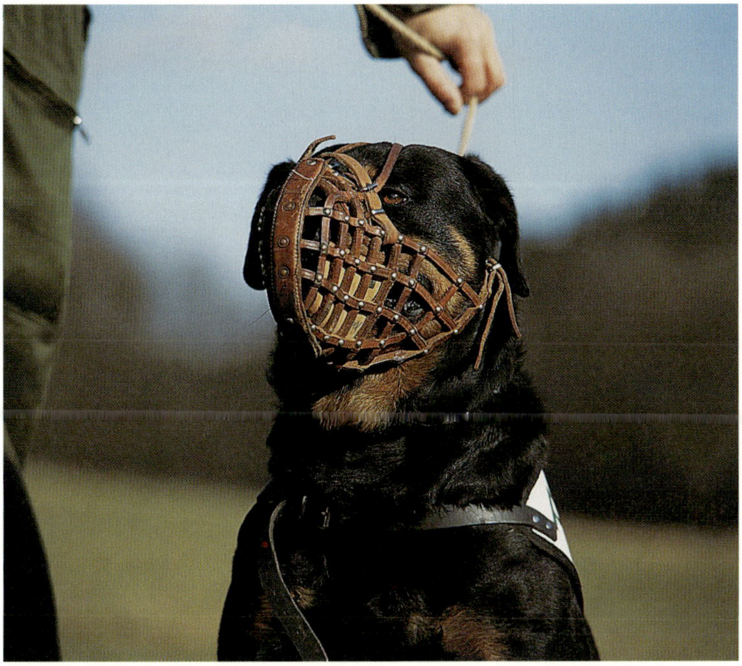

Das Mittelalter geht nie vorbei.

Klein Joschy nimmt dies nun zum Anlass, sich schwanzwedelnd zu uns zu begeben. Wir, vollkommen beglückt über unseren ersten harten Disziplineinsatz, freuen uns natürlich über dieses Zeichen und loben ihn in den höchsten Tönen. Wir bringen dabei sogar Worte der Freundlichkeit und Zuneigung über unsere Lippen, die wir unseren Nächsten schon seit Jahren verwehrt haben. Tja, was so ein Hund alles zu Stande bringt! Dies ist aber unserem »Schellenkönig« völlig wurscht. Er nützt diese für uns so positive Situation eiskalt und egoistisch aus. Just in dem Moment, in dem wir ihn für ein paar Sekunden aus den Augen verlieren, schnappt er sich unseren schönen, alten Teddybären, der so absolut alt und aufregend riecht, denn: »Wenn es hier im neuen Rudel einen guten Papa gibt, dann wird er es mich schon wissen lassen...!«

So schreiten wir erneut zur Tat. Diesmal aber ein klein wenig anders. Wir begeben uns direkt zu Klein Joschy, nehmen ihm das Corpus delicti aus seinem Maul, packen ihn an seinem Nackenfell, schütteln ihn ein paar Mal, bitte nicht zu sanft! Er schreit nicht aus Schmerz, sondern um Sie zu testen, und wiederholen dabei unser Tabuisierungswort. Danach legen wir den Teddy wieder auf den Boden, am besten etwas weiter weg von Klein Joschy und beginnen erneut unsere »Feldbeobachtung« als Hobby-Verhaltensforscher.

Danach gibt es zwei Möglichkeiten:

1. »Normal-Hunde« begeben sich nun ganz unauffällig in eine andere Richtung, weg von unserem Teddybären oder suchen unsere Zuneigung.
2. »Sturschädel-Hunde«, und Klein Joschy ist einer davon, sehen uns mit ihren großen Hundebabykulleraugen an und meinen: »So nicht, mein Guter. Bei mir zu Hause tanzt alles nach meiner Pfeife und dies ist mein Teddy!« Sogleich tapst er wieder zu seinem Teddy, um in seinem Vorhaben, nämlich dessen Innenleben zu ergründen, fortzufahren.

Was nun zu tun ist, muss ich hoffentlich nicht mehr ausgiebig schildern, oder etwa doch? Vorsichtshalber zum besseren Verständnis noch einmal für alle diejenigen, die noch mehr Infor-

mationen benötigen, was die einzig *artgerechte* Disziplinierungsform betrifft, Folgendes:
Wie wir bereits wissen, gehen Spielen, Lernen und Disziplinieren bei Hunden nahtlos ineinander über. Das bedeutet für uns Hundebesitzer, das Vorbild des Vaterrüden zu übernehmen und nachzuahmen. Gerade hier können wir jede Menge lernen und abschauen. Die Disziplinierungsmaßnahmen des Vaterrüdens sind konsequent, streng und hart – für manche Menschen zu hart –, aber *gerecht* und *nicht willkürlich*! Wer das nicht handhaben kann oder einsehen will, sollte sich lieber ein Steiff-Tier zulegen, er hätte mehr davon!

Zielgerichtete Erziehung und Disziplinierung

Diese Disziplinierungsmaßnahmen dienen ausschließlich dem einen Ziel, nämlich aus dem Dreikäsehoch einen sozial-intelligenten Hund zu machen, der später selbst einmal ein Rudel leiten könnte! Wenn Hundepapa diszipliniert, geht das nicht ohne Getöse seinerseits und erbärmliches Geschrei des Welpen einher, doch Papa wird danach vergöttert und geliebt! Klein Joschy ist froh, solch einen Papa zu haben, mit dem man danach schmusen und spielen kann und darf, so als wäre nie etwas passiert, in der Gewissheit, einen Rückhalt und damit Sicherheit für das so gefährliche und abenteuerliche Leben zu haben. Wenn ich mich nicht ganz irre, ist das bei uns Menschen ebenso.

Da in der Erziehung unserer Hunde alles seinen Sinn und Zweck hat, steckt dahinter folgendes Ziel:
Der Vaterrüde beginnt mit der zielgerichteten Erziehung und Disziplinierung des Welpen etwa von der achten Woche an. Jetzt fängt er an, seine Kinder täglich kräftig durchzuschütteln, wenn sie die Gebote nicht beachten. Es passiert genau das, was in die meisten Menschengehirne, die prall gefüllt sind mit Tierliebe und Dummheit, nicht mehr hineingeht: Es entwickelt sich eine »Unterordnung«, ein »Gehorchen«, eine Beziehung, die gänzlich frei ist von Angst, Despotismus oder gar Unterwürfigkeit!

Dabei entwickelt sich die Erkenntnis vom »Hören-auf-den-Erfahrenen-und-Älteren«, was wiederum zu einem gesunden Selbstbewusstsein des Welpen führt.
Resultat dieser Erziehungsmaßnahmen ist weder ein psychisch gestörter Kriecher noch ein wild um sich keifender Selbstdarsteller, was leider häufig bei Hunden zu beobachten ist, die nicht artgerecht gelernt haben, was wahrer Respekt beinhaltet, sondern mit Zuckerbrot oder Peitsche aufgewachsen sind.
Deshalb tun wir es artgerecht, dem Vaterrüden gleich. Sofort ab der achten Woche, denn hier wird diese Form von Disziplinierungsmaßnahme entwickelt und vor allem *erwartet*! Zugleich ist das ein weiterer Grund, unseren zukünftigen Hund im Alter von acht Wochen und nicht später abzuholen.
Noch einmal zur Wiederholung: Betrachten Sie Ihre Hand einmal genauer. Im Normalfall hat diese Hand fünf funktionsfähige Finger. Sodann greifen diese fest in das Nackenfell Ihres Hundes, die vier Finger gegen den Daumen, heben diesen hoch, schütteln dabei kräftig durch – immer in Gedanken an das Vorbild des Vaterrüden – und stoßen dabei wie vorher besprochen, Ihren Verbotslaut aus. Wenn Sie richtig handeln, wird Klein Joschy obigem Plan folgen und auf den Verbotslaut reagieren.

Tabu ist Tabu

Auf diese Art lernt Klein Joschy was genehm oder nicht genehm in unserem Rudel ist – und zwar ohne Angst und Frustration, was in unserem aufgeklärten Zeitalter und in dieser Gesellschaft enorm wichtig ist. Wäre das nicht so, würden wir uns als im mittelalterlichen Denken behaftete Tierschänder »outen«.
Aber wir bleiben konsequent, und gerade deshalb, weil Klein Joschy nur so von Wissensdurst – schnöderweise Neugierde genannt – strotzt!
Diese zwingt ihn praktisch manisch und wie in Trance versetzt dazu, immer und immer wieder auszuprobieren, ob nun der alte Teddy *wirklich* nicht für ihn bestimmt ist. Es könnte doch sein ....
Falls Sie vorgenanntes Vorgehen beherzigen können, noch ein

Tipp: Bitte, bitte provozieren auch Sie, nämlich genau all das, was Ihr Hund provoziert.
Alles klar? Genau so verhält sich auch der Vaterrüde in seinem Rudel. Er provoziert, indem er sehr strenge Tabus setzt. Futter oder Knochen stehen hierbei an oberster Stelle. Wieder hat dieses Verhalten einen tieferen Sinn: Im zarten Alter von acht Wochen ist das Futter der Alten noch nicht gänzlich tabu. Die Welpen dürfen ab und zu noch bei den Eltern oder älteren Geschwistern »klauen« oder gar etwas aus dem Fang nehmen. Dies gilt für die ausgewählten Knochen und Futterreste aber nicht! Der Vaterrüde wacht beständig darüber, auch wenn man ihm das nicht ansieht, da er scheinbar dösend weiter weg vom Objekt der Begierde liegt.
Wehe aber dem Welpen, der es wagt, zu nahe an das tabuisierte Futterstück zu kommen oder es gar verzehren zu wollen! Hier schreitet Papa sofort zur Tat! Wie das aussieht, wissen wir bereits!
Das ist umso verwunderlicher für Außenstehende. Zum einen liegen Futter- und Knochenreste schon seit ewigen Zeiten unbeachtet herum und zum anderen gäbe es genügend andere interessantere Dinge zu tabuisieren – möchte man glauben.

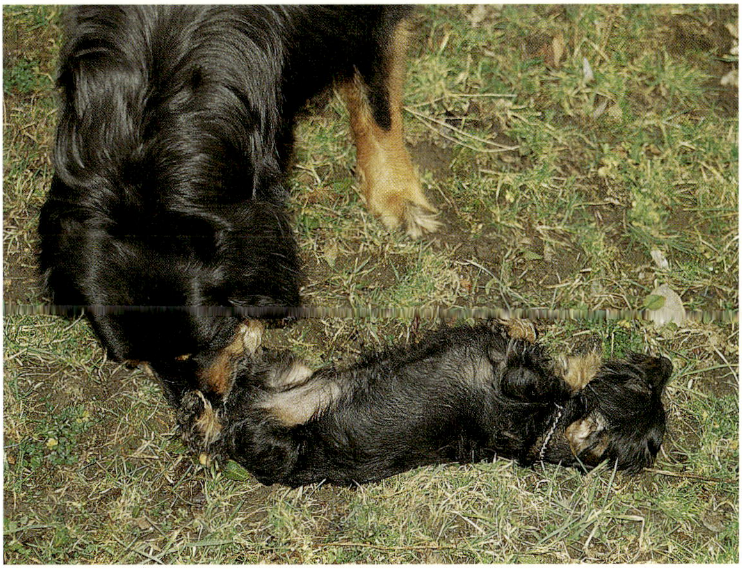

Machen wir es Papa nach.

Aber auch hier gibt es klassische Parallelen zu uns Menschen und unseren Kindern: Sie kennen sicherlich die Situation, dass in dem Moment, wo es Konkurrenz im eigenen Lager gibt, auf wundersame Weise das uralte Spielzeug wieder brandaktuell wird.

Tabuisieren muss sein!

Solche Disziplinierungsmaßnahmen gibt es jedoch nicht nur bei alten, sondern auch bei neuen, unbekannten Dingen. Und auch dies hat seinen guten Grund: Zum einen lernt Klein Joschy auf diese Weise, dass, egal wann Papa tabuisiert, es immer sinnvoll und lebenserhaltend ist, und zum anderen stärkt es die emotionale Bindung und die Achtung vor dem Recht und der Erfahrung des Älteren!

Tun wir es dem Vaterrüden gleich, so wird uns dasselbe Resultat zuteil wie dem Oberhaupt der Hundefamilie: Es wächst ein Hund heran, der freudig und voller Selbstvertrauen unsere uneingeschränkte Autorität anerkennt!

Deshalb bitte ich Sie: Spielen Sie solche Rangdemonstrationen in allen möglichen Variationen immer wieder durch. Unsere Wohnung und die häusliche Umgebung bieten hierfür genügend Abwechslung – angefangen vom Abfalleimer über den Blumentopf bis hin zum Gemüsebeet des Nachbarn!

Sollten Sie etwa der Meinung sein, dass es sich um Tierquälerei handelt, wenn man seinem Hund ein Leckerli verlockend vor die Schnauze legt und es dann zu tabuisieren, dann behelfen Sie sich bitte ebenfalls mit der Porzellanvariante eines Hundes. Diese steht auch noch in hundert Jahren vor dem ihr angebotenen Leckerli ohne auch nur den geringsten Speichelfluss zu zeigen, und wird selbst Sie überleben!

Das Spiel

Wir wissen nun, was jeder Hund vom ersten Tag an in seinem neuen Rudel braucht, nämlich Konsequenz, Disziplin, Tabuisierung und noch mal Konsequenz! Blieben dies aber die einzigen Inhalte unserer Hundeerziehung, dann würde ein weiterer elementarer Bestandteil fehlen: das Spiel! Und dies wäre schade, nicht nur weil man dem Welpen die Erfüllung eines grundlegenden Bedürfnisses verwehren würde, nein, sondern weil wir uns selbst eingestehen müssten, diese uralte Grundform des Lebens und Lernens nicht mehr zu besitzen oder zu beherrschen! Wozu bräuchten wir dann einen Hund? Oder etwas provokanter gefragt: Wofür bräuchten wir Kinder? – Oder noch etwas gewagter: Wofür bräuchten wir überhaupt sozialen, menschlichen Kontakt und ein Miteinander?
Das Spiel hat nicht nur einen erzieherischen und lehrenden, sondern auch einen beschwichtigenden, angstlösenden sowie aggressionshemmenden und damit einen Frieden stiftenden Charakter!
Wer sich in diese Thematik noch näher und intensiver einlesen will, dem sei das Lebenswerk von Prof. I. Eibl-Eibesfeldt ans Herz gelegt, der hierzu grundlegende Beiträge geleistet hat.

Von Spielen und Trieben

Das Verhalten aller höher entwickelten Lebensformen, vor allem der Säugetiere, basiert auf dem Spiel. In der Psychologie spricht man von Trieben, die allen Lebewesen eigen sind, in diesem Fall vom »Spieltrieb«. In Anführungen deshalb, weil ich mich gegen diese Bezeichnung wehre. Zum einen ist ein »Trieb« nichts Negatives, Abwertendes, was uns aber immer wieder durch die vermeintliche »Verwissenschaftlichung« suggeriert wird. Auch ein sozial hoch stehendes Tier wie der Hund wird von Trieben bestimmt und dominiert und kann nichts dagegen unternehmen, er ist seinen Trieben quasi ausgeliefert und muss ihnen Folge leisten.

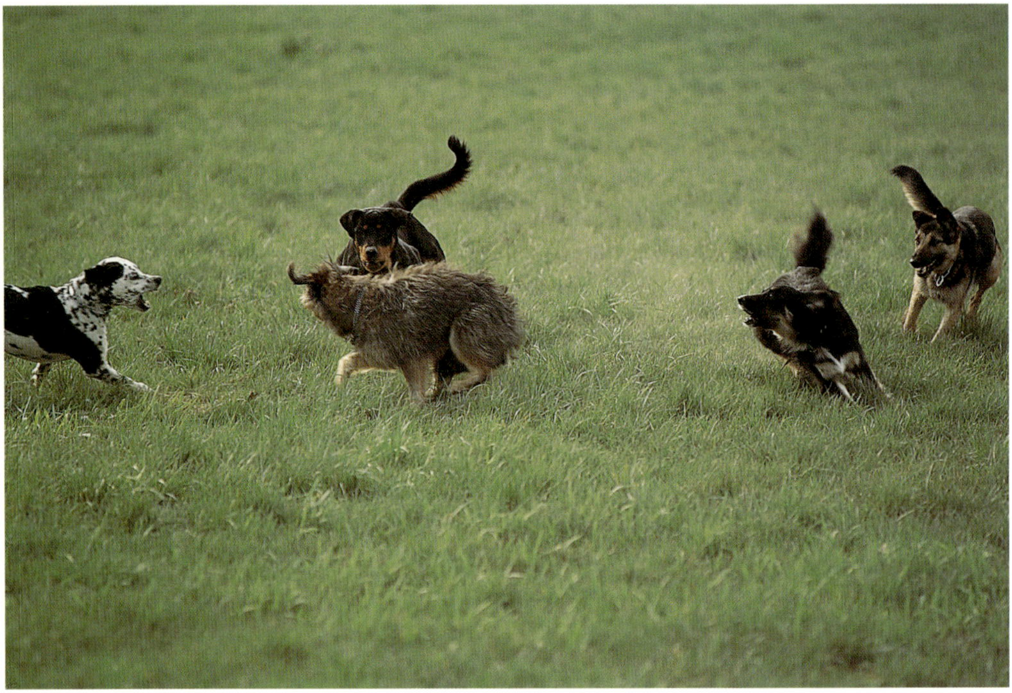

Lauf- und Fangspiele erhalten die Rudelordnung.

Zum anderen rührt mein Widerstand gegen die Unterschätzung der Triebe daher, da die Wissenschaft uns Menschen einredet, wir hätten alles im Griff und wären nicht »triebgesteuert«, wir könnten alles über unseren genialen Verstand, sprich unser so hoch entwickeltes Gehirn ausgleichen bzw. sublimieren, wie dies im Fachjargon heißt.
Wenn ich jedoch unsere Gesellschaft samt deren politischem System betrachte, kommen mir erhebliche Bedenken, ob die Sache mit dem Ausgeliefertsein an die Triebe sich bei uns Menschen nicht ebenso verhält wie beim Rest des Tierreichs! Vielleicht sogar eher noch etwas mehr, man denke nur an den unwiderstehlichen Trieb des Geldverdienens!
Aus diesem Grund halte ich nichts davon, eine künstliche Kluft zwischen Tier und Mensch zu ziehen. Es geht vielmehr darum, Gemeinsamkeiten zwischen hoch stehenden Lebensformen zu finden, um davon zu lernen. Wie hier am Beispiel des Spiels.

Auch spielen will gelernt sein

Veranschaulichen wir uns nur einmal, wie ein Hund spielen will und was er vor allem von uns Nicht-Artgenossen verlangt, damit wir ihm einen guten Hundepapa und eine gute Hundemama abgeben können. Nochmals zur Erinnerung: Auch ein Hund muss das *Spielen* erst lernen! Ein soziales, für die Umwelt offenes Säugetier wie der Hund muss die meisten Spielregeln samt Spiel erlernen, sonst könnte es sich nicht den unterschiedlichsten Umweltbedingungen anpassen. Demnach muss sich der Hund vor allem auch das Spiel mit uns Nicht-Artgenossen *aneignen* und *einprägen*! Wir erfahren auf diese Weise, wie wir über und durch das Spiel die Beziehung zu unserem Hund vertiefen und erweitern können.

Ich denke hier nicht – um dies gleich in aller Deutlichkeit vorab zu sagen – an diejenigen »Fachleute«, die glauben, eine »neue, alternative Hundebewegung« nach dem Motto »Mit Hunden richtig spielen und üben« erfunden zu haben und deshalb der Meinung sind, des »Pudels Kern« entdeckt zu haben! Nein, ich rede vielmehr von dem, was *wir* von *Hunden*, also *artgerecht* lernen und umsetzen können. Das sind sicherlich keine affektiv wirkenden Verrenkungen und auch kein Herumgehopse mit exzentrischen und nach »Urschrei-Therapie« klingenden Tönen samt tonnenschwer wiegender Motivationsobjektausstattung!

Nein, das Spiel, das ich meine, soll der Schlüssel zum Sozialkontakt und somit zur stabilen und tiefen Beziehung zum Hund sein. Auch im Spiel bleiben die Eckpfeiler der artgerechten Hundeerziehung erhalten: Konsequenz, Disziplin und Tabuisierung! Und noch eins lernen wir und unser Hund dabei: Spiel *allein* ist *nicht alles*!

So schließt sich der Kreis und wir sehen alles, wirklich *alles* gehört zur wahren Hundeerziehung. Eigentlich ist es genau so wie bei uns Menschen ....

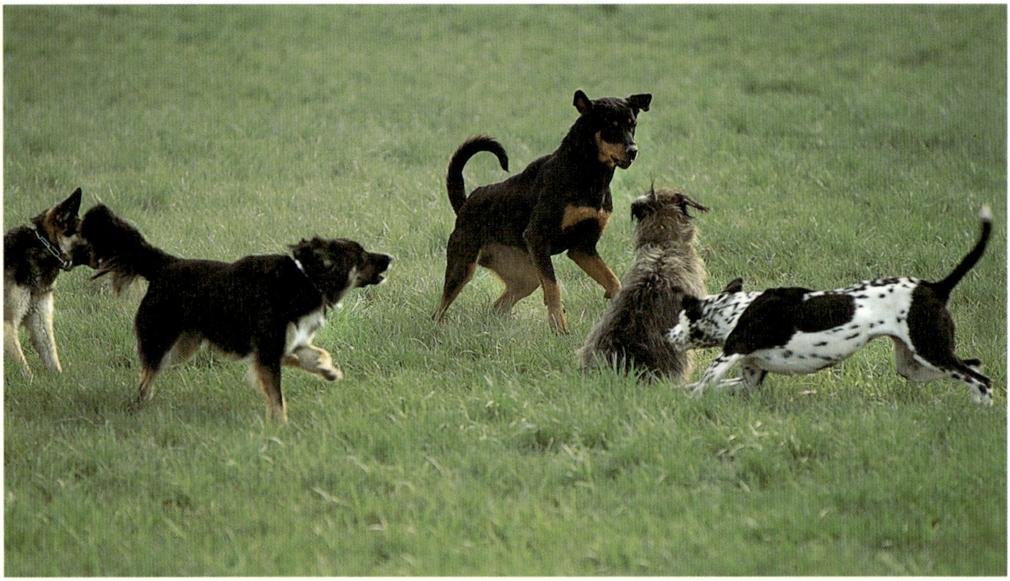

Richtiges Spielen muss gelernt werden.

Artgerechtes Leben und Lernen

Von Luft und Liebe allein kann kein Mensch leben, ein Hund erst recht nicht. Aber ebenso wenig in Sklaverei und Despotismus. So ist und bleibt das Spiel ein wichtiges Instrument, uns und unserem Hund ein artgerechtes Leben und Lernen zu ermöglichen! Schauen wir uns daher das Spiel unserer Hunde einmal näher an: Der erste und zugleich wichtigste Aspekt des Spiels besteht darin, dass all diejenigen Dinge und Verhaltensweisen, die man einmal im späteren Leben braucht, einstudiert und somit erlernt und gefestigt werden. Es besteht also *immer* ein Erstbezug zur späteren Alltäglichkeit. Es gibt kein Spiel um des Spielens willen, in jedes Spiel werden Teile und Sequenzen aus unterschiedlichen Situationen eingebaut und eingeübt.
Der Antrieb zum Spiel, das Lernen daraus, ist jedem Säugetier angeboren, auch uns Menschen. Genau wie bei unseren Menschenkindern äußert sich dieser Antrieb zum Spiel ebenso unstet und impulsiv wie bei unseren Hunden.
Auch Hundekinder können sich anfangs schlecht auf eine Spielsituation konzentrieren und versuchen daher, nahtlos von einem

Spiel ins andere zu wechseln, wenn ihnen etwas zu langwierig oder zu schwierig erscheint. Doch hier haben wir gleich den ersten Anhaltspunkt für unsere Erziehung und unser Spiel.
Ist der Welpe acht Wochen alt geworden, lässt Papa schon nicht mehr alles durchgehen. Er beharrt vielmehr darauf, dass der Welpe verschiedene »Spielregeln« einhält, zum Beispiel wie lange und womit bzw. worum gespielt wird.
Natürlich weiß er, dass ein achtwöchiger Welpe sich noch nicht »stundenlang« konzentrieren kann, aber sicherlich schon ein paar Minuten, auch wenn der Welpe da anderer Meinung ist.

Zeig mir deinen Hund, und ich sag dir wer du bist!

Papa pocht darauf – und so auch *wir*! Ist das »Lehrspiel« beendet, entlassen wir unseren Welpen daraus, am besten mit Bewegungsspielen. Laufen Sie noch ein paar Meter mit ihm und tollen Sie herum, am besten auf Schnauzenhöhe, also: Bodenkontakt ist gefragt! Und genau hierin besteht *hauptsächlich, zusammen* mit der *Konsequenz*, der Beziehungs- und Autoritätsaufbau zu unserem Hund!
Artgerechtes Spiel mit uns Menschen und mit anderen Hunden ist für ihn *mit uns Menschen und mit anderen Hunden lebenswichtig*!
Es ist sozusagen im Hundegehirn vorprogrammiert und wird von seiner sozialen Umwelt *erwartet* und auch gefordert, das heißt im Klartext: Darf ein Hundewelpe nicht artgerecht spielen, führt dies unweigerlich zu elementaren Entwicklungsstörungen im seelisch-emotionalen Bereich. Und dies ist keine Basis für eine gesunde und Intelligenz fördernde Persönlichkeitsentfaltung des Welpen!
Sicherlich, es gibt immer noch ein paar ewiggestrige »Hundesportler«, im größten Zuchtbuch führenden Verein innerhalb des VDH sogar einige mehr, die darüber nur milde oder müde lächeln nach ein paar Bierchen bei ihrer »Sitzübung« in der Vereinshütte. Sie sind der Überzeugung, ein guter Gebrauchshund wird nur

einer, der sich selbst überlassen ein gutes Jahr in seinem Gefängnis, pardon Zwinger, dahinvegetiert! Und der aus diesem Grund allem kläffend und fletschend begegnet, was ihm entgegenkommt. »Das wird mal einer.« »Mit dem ist nicht gut Kirschen essen.« »Dem kann nicht einmal ich trauen«, hört man dann mit stolzem Unterton. Es ist nachvollziehbar, das dies den totalen Offenbarungseid in punkto menschlichen Charakters darstellt. Viel wichtiger wäre es aber zu begreifen, dass dieser so schneidige und mutige Hund ein Spiegelbild seines Hundeführers ist: genauso dumm, sozial unsicher und voller Neurosen!
Vielleicht kommt einmal die Zeit, in der sich auch in oben genannten Kreisen herumspricht, was ein Hund bzw. Welpe *wirklich* zu seiner gesunden Entwicklung benötigt. Ich wage dies aber sehr zu bezweifeln ....

So genannte Kampfspiele als Überlebenstraining

Kommen wir wieder zurück zum artgerechten Spiel und halten uns noch einmal Folgendes vor Augen:
Artgerechtes Spiel ist im Verstand unserer Hunde »eingebaut«, genauso wie artgerechte Konsequenz und Tabuisierung. Dies bedeutet in der Zusammenfassung, *dass alle drei Komponenten* fließend über- und ineinander greifen: Im artgerechten Spiel gibt es genauso Konsequenz und Tabuisierung, wie es mittels konsequenter Tabuisierung ein spielerisches Miteinander geben kann! Das heißt für uns im konkreten und alltäglichen Fall, dass nur durch *diese Gesamtheit* ein absolut sozial normaler und intelligenter Hund heranwachsen kann! Schauen wir uns daher einmal eine Spielart an, welche von Anfang an bei unseren Hunden an erster Stelle steht: das Kampfspiel! In ihm sind alle Elemente enthalten, die ein hoch soziales Rudeltier benötigt, um ein vollwertiges Mitglied im Hunde- oder Menschenrudel zu werden! Zudem können *wir* über das so genannte Kampfspiel viel für die Rudelordnung und die Einordnung unseres Hundes ins Menschenrudel bewirken. Doch um es gleich vorweg zu sagen – Kampfspiele haben nichts mit »echten« Kämpfen zu tun,

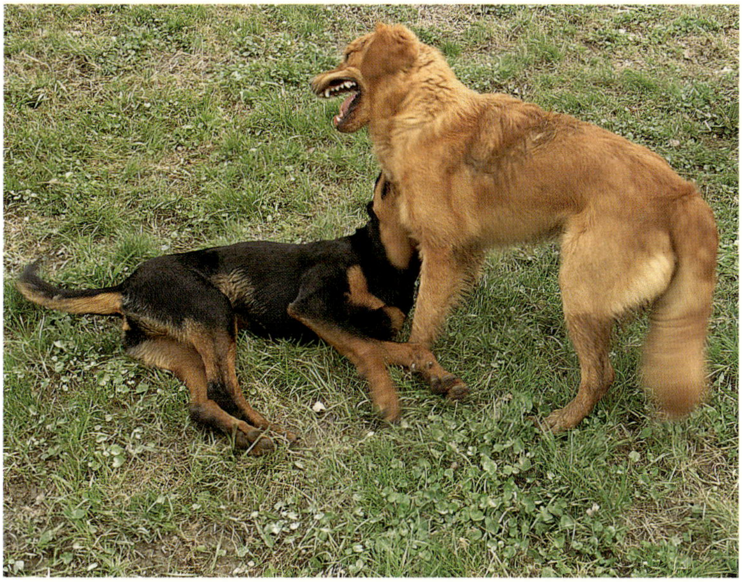

Kampfspiele haben nichts mit echten Kämpfen zu tun.

wie sie später einmal im Überlebenskampf vorkommen können. Sie haben ebenso wenig mit Beschädigungskämpfen unter Artgenossen zu tun, sondern dienen einzig und allein zwei Punkten – erstens dem Abreagieren des sich immer mehr entwickelnden Bewegungsdranges und der damit verbundenen Motorik und damit der Stabilisierung des Rudelgefüges.
Übrigens war dies in unserer Kindheit doch genauso – erinnern Sie sich?
Nehmen wir nun dieses »Kampfspiel« einmal genauer unter die Lupe und ahmen, soweit es für uns Nicht-Artgenossen möglich ist, so viel wie möglich nach: Das Spiel beginnt meist ohne »richtige Spielaufforderung«, wie man es bei erwachsenen Hunden beobachten kann, sondern vielmehr durch ein aufforderndes Anspringen und In-die-Flanken-Stupsen oder -Zwicken. Daraufhin erfolgt ein fluchtartiges Weglaufen des Attackierenden, um sich sofort wieder umzudrehen, falls die Spielaufforderung beantwortet wird. Oder man mischt sich in ein bereits laufendes »Beutespiel« ein und greift den »Beuteinhaber« kurzerhand an. Keinesfalls ist ein Drohen oder gar aggressives Imponiergehabe zu erkennen.

Das gibt es nur bei realen Kämpfen oder bei genetisch defekten Hunden! In Ausnahmefällen kommt dieses Verhalten auch bei Hunden vor, die vorher noch *nie* einen Artgenossen gesehen oder gerochen haben!
Auf jeden Fall ist die gesamte Bandbreite des Knurrens und alle Beißarten zu beobachten!

Unterwerfung muss gelernt werden

Natürlich wird im Spiel nicht richtig zugebissen, deswegen brauchen wir als Welpenbesitzer keine Angst davor zu haben, auch wenn man den Kleinen hin und wieder darauf aufmerksam machen muss, dass eine Menschenhand nun mal kein schützendes Fell besitzt. Dann packt man ihn ….
Eine weitere »Kampfspielart« ist das »Antippen«, wie es H. Ludwig in seinen Beobachtungen aus dem Jahre 1965 nannte. Sieht man genauer hin, stellt man aber fest, dass dies kein Antippen ist, sondern vielmehr einen Versuch darstellt, »auf die Pfoten zu treten«, eine Geste, die später einmal zum Dominanz- und Imponiergehabe gehört!
Und diese sieht folgendermaßen aus: Die Hunde versuchen, jeder als erster, die Pfoten des Kontrahenten zu berühren. Dadurch entsteht der Eindruck, als würden sie sich gegenseitig »antippen« und voneinander abstoßen. Aber eigentlich will sich nur *keiner* von beiden auf die Pfoten treten lassen, versucht dies aber immer wieder beim Gegenspieler. Folglich treffen sie sich auf halbem Weg in der Luft und stoßen sich deshalb ungewollt ab. Die Junghunde, der Motorik noch nicht ganz mächtig, bringen sich damit meist aus dem Gleichgewicht, was wiederum einen mächtigen Anreiz zum »Beutefassen«, zum »Beißen« zur Folge hat! Aus diesem Grunde tun wir es den Junghunden gleich! Und wenn Sie ihn zu Fall gebracht haben, »beißen« Sie ihn zudem noch mit der anderen Hand!
Schauen wir uns daher das »Beißen« noch einmal ganz genau an: Dabei sehen wir, dass das Spielbeißen *nie* lange und nicht nur an einem Punkt ausgeführt wird! Daraus folgt für die Er-

ziehungspraxis, dass wir unseren Hund nicht nur an einer Stelle packen, sondern am besten mit beiden Händen gleichzeitig an mehreren Stellen seines Körpers. Einige kurze, schnelle Griffe in das Fell, unterschiedlich vehement und stark, und schon haben wir bei unserem Hund einen »Stein im Brett«, aber *nur*, wenn er dabei auf dem Rücken am Boden liegen bleibt. Denn hier kann es nur *einen* Sieger geben, nämlich *uns*!
Eine Steigerung und zugleich Verfeinerung erreichen wir durch den so genannten »Kehl-Nacken-Griff«. Dabei packen wir unseren Hund wie oben beschrieben mit beiden Händen zunächst abwechselnd einmal hinten und vorne und dann an der Flanke, wobei die andere Hand den Hinterlauf hält. Auf diese Art muss sich unser Hund gleich »zweier Gegner auf einmal« erwehren. Ereifert er sich daraufhin heftig und steigert sich so wild in das Spiel hinein, dass es uns zuviel wird und weh tut, packen wir ihn mit der einen Hand am Nacken und werfen ihn damit auf den Rücken. Mit der anderen greifen wir flugs in die entblößte Kehle, halten sie fest und stellen oder legen uns über ihn! Auf diese Art lernt er, sich spielerisch zu ergeben. Gleichzeitig wird unsere Autorität gegenüber dem Hund gefestigt. Diese hält auch dann noch an, wenn er später einmal ausgewachsen und beispielsweise zu einer stattlichen Dogge herangereift ist.

Spielen Sie nach Ihrem Naturell

Darüber hinaus prägt sich in unserem Hund aber noch etwas für ihn elementar Wichtiges ein: Er weiß, dass er uns nie, aber auch *niemals* besiegen kann!
Diese Erfahrung fördert seine Bindung an uns und seine soziale Kompetenz gegenüber seiner Umwelt. Folglich wird über diese artgerechte Autoritätsbindung alles, aber wirklich alles, *spielend gelernt*! Dies ist der Grund, wieso das artgerechte Spiel so *wichtig* und *entscheidend* für die *gesamte Entwicklung* des Welpen ist!
Und nochmals zur allgemeinen Erinnerung: Beherzigen Sie, liebe Hundefreunde, soweit es Ihnen körperlich möglich ist, obige

»Spielanleitung«! Aber beachten Sie dabei immer folgenden Grundsatz: Selbst der *beste* menschliche Spielkamerad wird dem Hund nie und nimmer einen Artgenossen ersetzen! Das Spiel mit und unter anderen Hunden geht über alles und steht über allem! Sie brauchen sich auch keine Gedanken machen, falls Sie aus irgendeinem Grund oben genanntes Spielschema nicht hundertprozentig umsetzen können. Ebenso wenig tragisch ist es, wenn Sie nicht die Kondition besitzen, den Veitstanz der modernen »Hundespielpäpste« aufzuführen! Spielen Sie einfach so mit Ihrem Hund, wie es Ihrem Naturell entspricht, und geben Sie ihm gleichzeitig die Möglichkeit, sich so oft und so lange wie möglich unter Artgenossen spielerisch auszutoben!
Wenn sich Ihr Hund dann mitten aus dem Spiel abrufen lässt, bekommen Sie nicht nur beneidenswerte Blicke zugeworfen, sondern wissen auch, wie eine wirkliche Mensch-Hund-Beziehung sein kann!

... und noch etwas Wichtiges!

Ich werde immer öfter gefragt, wie man eigentlich einen Hund bestraft, der von seiner »Jagd« oder vom »Streunen« zurückkommt. Diese Frage wird auch von Hundefreunden gestellt, die schon, wie beschrieben, über artgerechte Disziplinierung Bescheid wissen. »Also, was soll ich bloß mit diesem Kerl machen?« (Ausnahmsweise ist hier nicht der Ehemann gemeint.) »Immer an der gleichen Stelle verschwindet er im Wald und wirft mir zuvor noch einen schelmischen Blick zu. Dann hilft kein Rufen und Fluchen mehr, er ist und bleibt ganz einfach weg!« (Oder doch?) Nach einer Stunde kommt er dann auf leisen Pfoten zurückgeschlichen, so als habe er ein schlechtes Gewissen und verzieht sich auf seinen Platz!«
»Was soll ich denn dann noch machen?« »Soll ich ihn noch bestrafen?«
»Es ist doch schon so lange her und es heißt ja immer, dies würde ein Hund nicht mehr verstehen, da er den Zusammenhang nicht mehr weiß!«

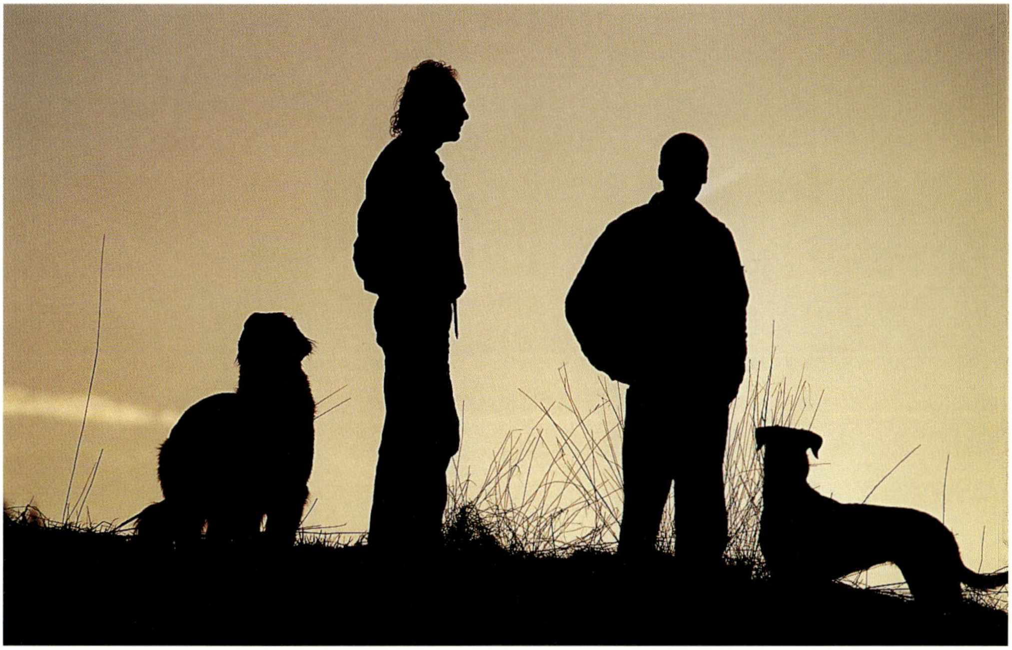

... und noch etwas Wichtiges!

In den meisten Hundebüchern steht dies so geschrieben. Auch in der Hundeschule von nebenan sagte mir die blondierte Dame, man solle ihn sogar kräftig und ausgiebig loben und mit Leckerlis belohnen, wenn er wieder zurückkommt! Eigentlich müsste ich wieder einmal sagen: »Armer Hund!« Aber weil sich meine menschlichen Artgenossen hier so derartig bei ihrem »besten Freund« blamieren und ich verstehen kann, warum es so viele »problematische Menschen – Verzeihung! – Hunde« gibt, muss ich eine Lanze für meine Mitmenschen brechen, die Hunde wirklich ernst nehmen und somit auch in solch einem Falle artgerecht und richtig reagieren.

Also, Menschen, die ihre Hunde ernst nehmen, *wissen wirklich*, was ein Hund braucht. Daher wissen sie natürlich auch, dass der Verzicht auf Strafe und die Belohnung mit einem Leckerli ein absoluter Unfug ist. Sie wissen natürlich ebenso, dass solche Ratschläge nur von Menschen stammen können, denen es *nicht* um den Hund, sondern um ihr eigenes kleines *Ego* geht, denn ansonsten würden sie solch einen Unsinn nicht verzapfen.

Dies gilt gleichermaßen für die oben genannten »Hundefachleute«! Sie benutzen Hunde zum Ausleben ihrer eigenen Machtansprüche, da ihnen ihr eigenes, oftmals wohl eher schlecht entwickeltes Ego nicht zulässt, sich unter Artgenossen zu behaupten. Seltsam, ich weiß, aber damit müssen wir alle auf dieser Welt leben.
Aber jetzt zu den wahren Hundefreunden unter uns, diejenigen die wissen, was wirklich im Hundegehirn vor sich geht. Lassen Sie es mich noch einmal erläutern: Im Hunderudel herrscht ein strenges, aber gerechtes hierarchisches System. Alles ist perfekt durchstrukturiert. Von oben bis unten, vom Fährtenleser über den Babysitter bis hin zum Clown sind die Rollen klar verteilt. Alle haben ihren Platz und müssen ihn gewissenhaft und absolut zuverlässig erfüllen, damit das Rudel funktioniert und überleben kann. Folglich ist diese Verantwortung, diese Hingabe und Einsatzbereitschaft, für das Rudel rund um die Uhr dazusein, in unseren Hunden vorgegeben. Denn falls auch nur ein Mitglied ausfiele, würde das gesamte Rudelsystem zusammenbrechen, es wäre das sichere Verderben für alle! Nicht vorzustellen, was passieren würde, wenn ein Hund in einem intakten Rudel »seine eigenen Wege« gehen würde! Angenommen, er würde auf die Idee kommen, eine Spur oder das Territorium auf eigene Faust zu erkunden und sich »unabgemeldet« vom Rudel entfernen. Genauso, wie dies eine Vielzahl unserer Hunde tut, die in Menschenrudeln leben.

Disziplinieren

Was glauben Sie, was nach der Heimkehr eines solchen »Streuners« in der Hundesippe passieren würde? Er würde von *allen* Familienmitgliedern »verprügelt« werden, und zwar vehement! Mit Sicherheit wird er nicht mit einem: »Schön, dass du wieder heil zu Hause bist. Wir haben uns schon Sorgen gemacht, komm schnell in die gute Stube, du bist ja ganz nass und durchgefroren!« empfangen. Dies bringen nur Menschen fertig, die nichts von Hunden verstehen, den Hund vermenschlichen oder es ganz

einfach nicht besser wissen. Nein, das absolute Gegenteil wäre der Fall. In einem Hunderudel wäre man über einen derartigen Ausfall so empört, dass jener zurückkehrende Hund von Glück reden könnte, wenn er die Prügel überleben würde.
Warum? Nun, ganz einfach. Weil er *weiß*, dass er einen großen Fehler begangen hat! Ja, Sie haben richtig gelesen – er *weiß* es! Unsere Hunde sind, Gott sei Dank, nicht so blöde, wie die meisten Menschen – Verzeihung, wie die landläufige Meinung der selbst ernannten Hundefachleute und deutschsprachigen Wolfsforscher! Ihnen ist schlichtweg eins nicht bewusst: Wenn eine Spezies ein derartig hoch entwickeltes Sozialverhalten zeigt, *muss* als Grundlage ein *abstraktes und peripheres Denken* vorhanden sein! Auch wenn dieses Denken nicht *unseren menschlichen* Denkvorgängen und -mustern entspricht, ziemlich ähnlich muss es trotzdem sein.
Ansonsten hätten sich die beiden so verschiedenen Gattungen der Menschen und Hunde nicht so weit annähern und einen sozialen Kontext und Bezug zueinander schaffen können, welcher bis dato Gültigkeit hat.
Infolgedessen *wissen* Hunde *auch, was* sie getan haben und haben deswegen auch ein *schlechtes Gewissen*!
Und aufgrund dieser Aussage halten mich die meisten »Hundefachleute« schlichtweg für bescheuert. Und das nur, weil sie gar nicht *wissen* wollen oder vielleicht auch gar nicht begreifen können, dass auch noch andere Lebewesen denken und moralisch handeln, eventuell sogar noch etwas differenzierter als sie selbst!
Anders kann ich mir diese Ignoranz gegenüber den Tatsachen in der Hundefachwelt nicht erklären. Aber vielleicht *wollen* diese »Experten« Hunde ja gar nicht verstehen? Sie missbrauchen den Hund lediglich für ihr Ego oder was auch immer. Jedenfalls ist mir jetzt klar, wie der Begriff »Gebrauchshund« zu Stande kommen konnte. Tja, als wirklicher Hundefreund lernt man eben nie aus!
Falls Sie mir, lieber Hundefreund, bis hierher gefolgt sind und daher nun wissen, *wie* man einen Hund artgerecht erzieht und hält, wissen Sie jetzt auch, dass Sie Ihren Hund, wenn er von seinem unerlaubten Spaziergang oder Ausflug zurückkommt,

ausgiebig schütteln und disziplinieren können und müssen! Ihr Hund wird es Ihnen danken!
Denn ab jetzt weiß er, dass Sie der wirkliche »Chef« sind und vor allem bleiben, vorausgesetzt, Sie setzen es auch *konsequent* um. Also bitte ich Sie im Namen aller Hunde dieser Welt: Disziplinieren Sie Ihren Hund artgerecht, denn er erwartet es von Ihnen, damit *er* nicht den Chef spielen soll oder, richtiger ausgedrückt, *spielen muss*!

Zugunsten unserer Pferde

Wie bereits angekündigt, wollte ich an geeigneter Stelle noch einmal auf das Thema Pferde zu sprechen kommen. Gleich vorweg gesagt: Ihnen geht es keinen Deut besser als unseren Hunden! In puncto artgerechter Pferdeerziehung und -haltung herrscht mindestens ebensoviel Unverständnis, ganz zu schweigen vom Thema der artgerechten Beziehung zwischen Mensch und Pferd.

Auch zum Thema Pferde gibt es eine Fülle von Büchern auf dem Markt. Angefangen von Titeln zur Ausbildung, unterschiedlichste Reittechniken über Anleitungen zum Bau einer optimalen Box bis hin zum Ratgeber für das richtige Outfit der Reiterin einschließlich der passender Frisur. Alles wird haarklein beschrieben. Nur eines wird wieder einmal unterschlagen: Welche Ansprüche und Bedürfnisse hat eigentlich das Pferd? Was erwartet das Pferd vom Menschen um das bleiben zu dürfen was es ist: ein Pferd!

Vertrauen ist alles.

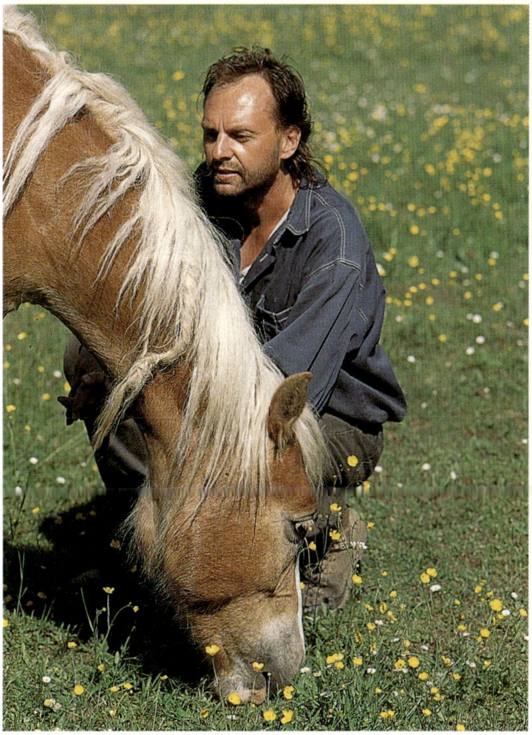

Was Pferde und Hunde unterscheidet

Und genau hier beginnt es spannend zu werden, denn zwischen Hunden und Pferden besteht ein großer biologischer Unterschied. Das Fohlen steht vom ersten Moment seines Lebens an auf eige-

nen Beinen, es ist ein Nestflüchter, bedingt durch die besonderen Lebensumstände in der Steppe, dem natürlichen Lebensraum der Pferde. Und es bleibt ein »Fluchttier« für den Rest seines Lebens, immer auf der Hut vor Raubtieren! Diesen Umstand haben sich unsere Vorfahren bereits sehr frühzeitig erkannt und für sich genutzt. Fundstellen in vielen Teilen Europas beweisen, dass Pferde schon frühzeitig auf dem Speisezettel des Menschen standen. Sie zu fangen war ein leichtes, da sich das wilde Fluchttier schnell in einen Hinterhalt locken ließ und so leichte Beute wurde oder in Panik von Klippen aus in den sicheren Tod sprang. In der neuen Welt wurden die Vorfahren der Pferde sogar ganz ausgerottet und kamen erst wieder mit den Conquistadoren nach Amerika.
Der Hund ist im Gegensatz zum Pferd im biologischen Sinn ein Nesthocker. Dies hat aber zur Folge, dass er auf eine Erziehung und auf soziale Kontakte angewiesen ist. Genau das ist auch der Grund, weswegen Hunde wesentlich früher »auf den Menschen gekommen sind« als Pferde. Hunde waren schon lange vor den Pferden als Zugtier im Einsatz. Vor einfache Schlitten gespannt, transportierten sie das Hab und Gut unserer Vorfahren. Bis heute sind sie in dieser Funktion unverzichtbar in den arktischen Regionen der Welt. Erst viel später wurde das Pferd, das natürlich eine viel größere Last als der Hund bewältigen konnte, in den Dienst des Menschen genommen. Mit der Weiterentwicklung der Ziehvorrichtungen und dem technischen Fortschritt begann so das Zeitalter der Pferde, das seinen Höhepunkt in der guten alten Postkutschenzeit und der Pferdetram erreichte, bevor die Erfindung des Automobils sie mehr und mehr in den Hintergrund drängte und die Ära des »Wohlstandpferdes« einläutete.

Alles Glück der Erde ...?

Überhaupt: der Weg vom Wildpferd zum Wohlstandspferd war ein sehr langer und entbehrungsreicher Weg. Ungezählte Kriege säumten ihn, bis heute hallen die Lobeshymnen auf die Pfer-

de, die siegreich mit ihren Reitern aus der Schlacht hervorgingen. So entstand ein regelrechter Kult um Ross und Reiter. Und an diesem Kult hat sich bis heute nichts geändert – nur geht es nicht mehr um Schlachten und blutige Gemetzel, an ihrer Stelle trat vielmehr der Sport mit all seinen skurrilen Blüten und Auswüchsen. Und bei den Hunden ist es nicht anders.
Aber das ist nur eine Seite der Medaille: hierzulande glorifiziert und berühmt, bleiben Pferde in anderen Teilen der Welt auf ihren reinen Nutzwert reduziert, dort, wo sie dem Menschen nach wie vor harte Arbeit abnehmen oder wo sie in Turnieren, Rodeos oder zwielichtigen Veranstaltungen zu Tode geschunden werden.
Besonders beim Thema artgerechte Er- und Beziehung möchte ich manchen »Pferdeleuten« ans Herz legen, nicht nur einmal, sondern gleich zweimal gründlich nachzudenken. Hier hat sich bis zum heutigen Tag nicht viel geändert. Obwohl das Pferd als Haustier, wie der Name schon sagt, in nächster Nähe des Menschen lebt, ist dieses Nachdenken bis heute unterblieben. Nur wenige, denen es wirklich um das Pferd als individuelles Lebewesen geht, denken und handeln anders.
Offen gestanden, kann ich unsere Pferde manchmal nicht verstehen. Sie lassen all das über sich ergehen und dulden es ohne Murren. Dabei wäre es ihnen ein leichtes, uns Menschlein einfach an die Wand zu drücken, da sie uns an Kräften weit überlegen sind. Vielleicht reicht ihre Gehirnleistung nicht aus, diesen Vorteil zu erkennen. Aber vielleicht liegt auch gerade darin, dass sie es nicht tun, ihre wahre Größe. Ich weiß es nicht.

Pferde: Objekt oder Subjekt?

Ebensowenig kann ich diejenigen »Pferdeleute« verstehen, die ein Pferd bis zum heutigen Tag nur unter dem Aspekt der Bewertung und Beurteilung sehen. Welche äußeren Merkmale es hat, wie der Stammbaum aussieht und welche Gene es zu vererben hat. Eigentlich besteht kein großer Unterschied zu den »Hundlern«. Beide Parteien betrachten ihre »Haustiere« fast ausschließlich als Sportgerät oder missbrauchen sie zu dem Zweck,

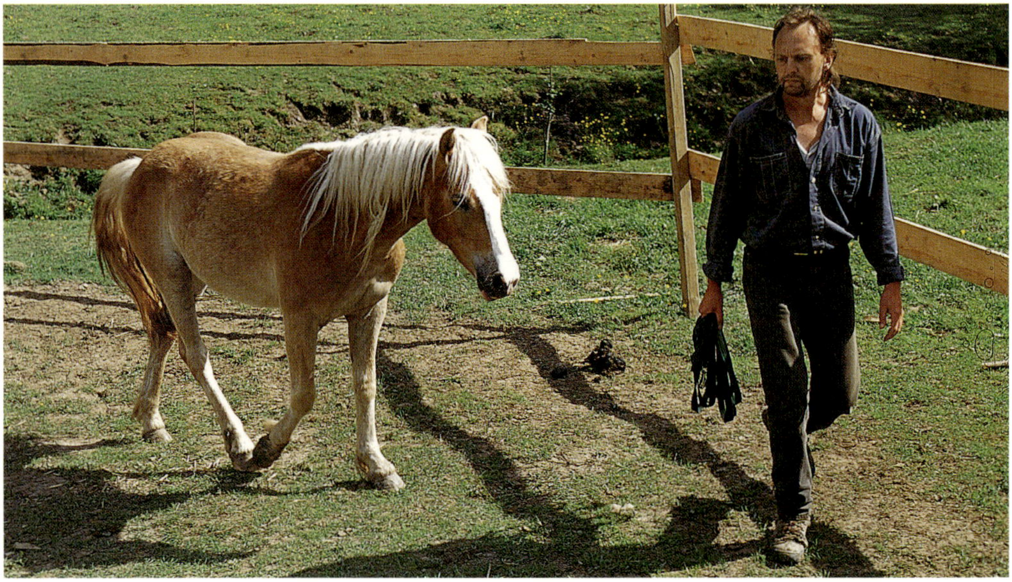

... und ich folge dir.

den eigenen Ehrgeiz zu befriedigen. Auch soll in diesem Zusammenhang die »Wettlust« nicht unerwähnt bleiben, der so viele Menschen verfallen sind.

So teilen denn unsere Pferde das gleiche Schicksal mit unseren Hunden. Nur wenigen Menschen ist bewusst, dass solche »Haustiere« eigene Emotionen haben und eine Individualität und Sensibilität besitzen. Diejenigen, die dies begriffen haben, möchten mehr erfahren von ihrem Tier, möchten mehr wissen über artgerechte Er- und Beziehung. Sie wollen wissen, wie man wirklich ihre Sprache spricht und es ist ihnen völlig egal, welch schlechter »Vererber« solch ein wunderbares Tier zustande gebracht hat. Sie brauchen keine Pokale, Preise oder Auszeichnungen.

Pferd ist Pferd und Hund ist Hund

Die Natur hat schätzungsweise 70 Millionen Jahre gebraucht, um diesen wunderbaren Steppenläufer zu erschaffen. Der Mensch hat es dagegen in wenigen tausend Jahren geschafft, wild leben-

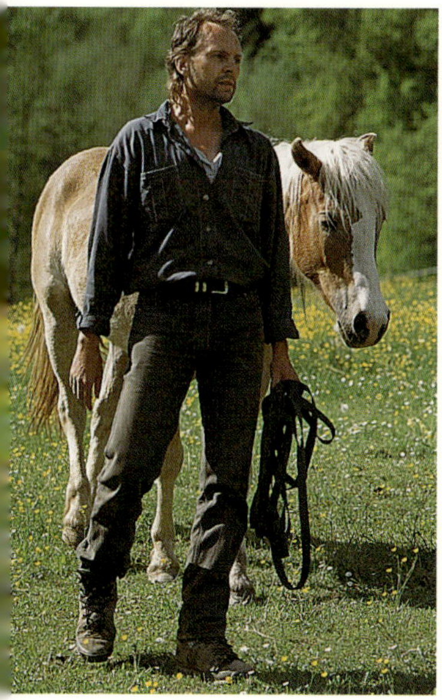

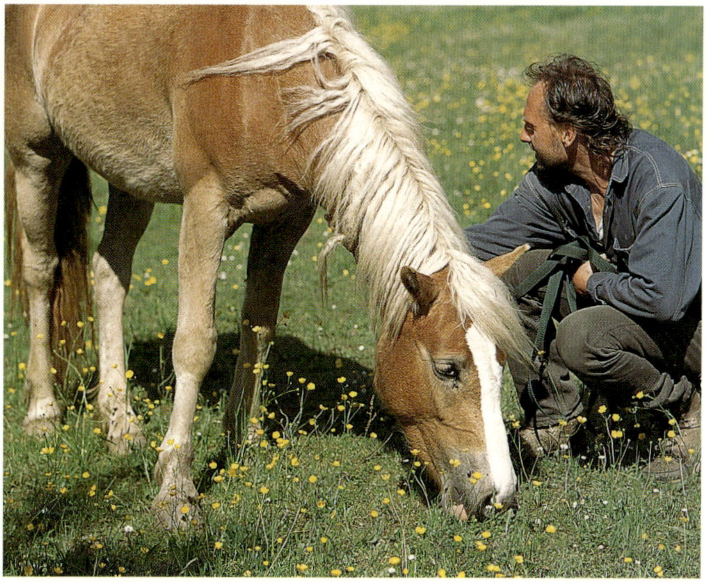

de Pferde und ihre Nachkommen fast auszurotten, indem er sich unkontrolliert in natürliche Abläufe eingemischt hat.

Und genau wie bei unseren Hunden hat der Mensch es geschafft, aus gesunden und stabilen Wildtieren krankheitsanfällige und schwache Kreaturen zu machen. Armes Pferd, armer Hund!

Da nutzen auch hochkomfortable Stallungen nichts, jeder erdenklich Komfort vom Swimmingpool bis hin zu Solarien ist hier geboten. Dient dies nur dazu, unser schlechtes Gewissen zu beruhigen oder sollen diese Luxusbehausungen – von denen sozial schwache Menschen übrigens nur träumen können – ein Ausgleich sein für ein Dasein in Einzelhaft, Tag für Tag, Nacht für Nacht? Natürlich muss man die Stunden abziehen, in der das Pferd »gearbeitet« wird, die Stunde, in der es erfährt, was wahre Schenkelhilfen sind und was der richtige Sitz des Reiters bedeutet.

Um dies abzuschließen: Wir sprechen von Wildpferden und Pferden. Wir sprechen von Wildhunden und Hunden. Doch biologisch gesehen gibt es keinen Unterschied zwischen beiden. Pferd ist Pferd und Hund ist Hund. Und beide wollen artgerecht behandelt und erzogen werden. Und wie der Hund, so will auch

Klassische Pferdeausbildung ...

... oder artgerechte Er- und Beziehung, die Vertrauen schafft?

das Pferd sein was es eigentlich ist: ein soziales Herdentier, welches intensiven Familienkontakt, sprich Kontakt zum Menschen braucht, zu jemandem, der die Leit- und Vorbildrolle artgerecht und konsequent übernimmt und zu dem man deshalb in jeder, aber auch wirklich in jeder Situation Vertrauen haben kann – nicht mehr, aber vor allem auch nicht weniger! Ein derart gehaltenes Pferd wird sich noch mehr anstrengen, ein gutes Pferd zu sein.

Das letzte Kapitel

Das letzte Kapitel ist wie immer das schwerste, denn es gilt Abschied zu nehmen – und zwar für immer!
Wenn Sie mir bis hierher gefolgt sind, können Ihnen meine Ausführungen zum artgerechten Umgang mit Hunden nicht gänzlich absurd erschienen sein. Deswegen hoffe ich, dass Sie auch dieses letzte Kapitel in die Tat umsetzen können und wollen.

Humaner Tod?

Der Mensch, der das seltsame Wort *»Ich«* erfunden hat, hat mit dem allernatürlichsten, was das Leben zu bieten hat und unabtrennbar mit diesem verbunden ist, die meisten Schwierigkeiten: mit dem *Tod.*
Sicherlich – wer von uns, gleich welchen Ranges und welcher Herkunft, will denn einsehen, dass jedem von uns am Ende allen Lebens und Strebens auf dieser Erde das gleiche eine Schicksal erwartet: der unabänderliche und allerletzte Gang mit Freund Hein.
So ist das auch bei unseren Hunden. Wir Menschen haben allerdings ein Problem: Wir akzeptieren die seit Anbeginn der Zeiten gültigen Gesetzmäßigkeiten von Werden und Vergehen nicht mehr. Wir glauben, dass unser egobeseelter Geist alles in den Griff bekommen kann – auch den Tod, und wenn es nur darum geht, diesen so weit als möglich hinauszuschieben. Zu diesem Zweck entwickeln wir monströse medizinische Folterapparate, die uns vorgaukeln, unsterblich zu sein. Wir produzieren fleißig »lebende Tote«, wenn es sein muss. Nichts ist dem menschlichen Ego-Ich mehr heilig!

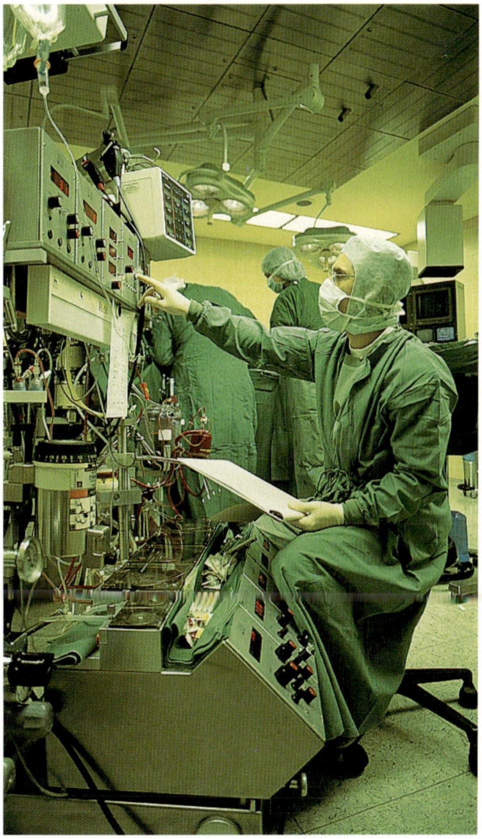

Obwohl selbst dem größten Dummkopf klar ist, dass er diese letzte und wichtigste Schlacht niemals gewinnen wird! Doch der Mensch, dieses seltsame Wesen, ist nun einmal so. Er hat sich bereits so weit von seinen eigenen Ursprüngen entfernt, dass er wie ein kleines Kind die Hände vor die Augen hält, um der Realität nicht ins Gesicht sehen zu müssen.

Der Kreislauf der Dinge

Ich weiß nicht, was das noch mit Fortschritt oder Lebensqualität zu tun hat – oder vielmehr mit der von den Menschen so geschätzten Selbsttäuschung, die sie dann auch auf ihre Hunde übertragen. Unsere Hunde gingen, wenn man sie lassen würde, selbst mit diesem letzten, von uns Menschen so verdrängten Thema ganz anders um, eben ganz natürlich und selbstverständlich – wie sollte es auch anders sein, wenn man mit der Natur und nicht gegen sie lebt!

Ich werde nicht müde, immer darauf hinzuweisen, wie hoch entwickelt das Sozialverhalten der Hunde und ihrer Stammväter ist und dass wir Menschen uns daran ein (großes!) Beispiel nehmen sollten, auch und besonders in dem Teilbereich, in dem es um das Sterben geht.

Zu diesem hoch entwickelten Sozialverhalten gehört in freier Wildbahn das Töten des eigenen Artgenossen, wenn dieser durch Alter und/oder Krankheit so geschwächt ist, dass für ihn das Leben keinen »Sinn« mehr macht. Auch für die Gruppe würde es keinen mehr machen. Sie würde nur daran gehindert, ihre soziale Gruppenbindung aufrecht zu erhalten. So ist das beim Hund. Und so ähnlich wäre dies vermutlich auch bei uns Menschen, hätten wir nur den Mut, noch zu dieser »Abhängigkeit« von der Natur zu stehen.

Wenn wir diese Tatsachen sehen und akzeptieren würden, dass Leben und Tod untrennbar miteinander verbunden sind, könnten wir vielleicht ein entspannteres Verhältnis zu den unabdingbaren Realitäten entwickeln und uns in den Kreislauf der Dinge fügen.

Was allerdings noch viel wichtiger ist: Wir machen den Weg frei für neue Lebenserfahrungen, für neue Experimente auf der Suche nach einer besseren (Hunde-)Welt! Das heißt, dass es keinen Sinn ergibt dem durch und durch natürlichen Prozess des Werdens und Vergehens mit längst überholten Meinungen und Handlungen entgegenzutreten.
Die Tür zu unserem letzten Zug würde sich schließen und wir könnten uns zufrieden in den Wagensessel zurücklehnen, mit der Einsicht, das Beste aus unserem Leben gemacht zu haben; alles Gelernte an Kinder, Enkelkinder und Hunde weitergegeben und mit der Natur statt gegen sie gelebt zu haben. Dann würden wir noch einmal ein bisschen wehmütig aus dem anfahrenden Zug winken und unsere letzte Reise antreten. Dabei kreisen unsere Gedanken um unsere Hunde, die diesen letzten Weg schon vor uns gegangen sind. Jeder eine eigene Persönlichkeit mit seiner eigenen Individualität und doch so gleich! Vielleicht haben wir sogar ein paar Bilder aus besten Tagen dabei ....

Mit dem Tod umgehen

Doch bevor es so weit ist, müssen wir den letzten Weg mit unserem Freund und Partner Hund gehen! Und auch dieser sollte so artgerecht wie nur möglich sein. Es wäre im höchsten Maße unmenschlich und widernatürlich, wenn man versuchen würde, den nahenden Tod des besten Freundes mit allen zur Verfügung stehenden Mitteln hinauszuschieben – wie bei uns Menschen! »Tierliebe« hieße dies dann – in Wirklichkeit würde es sich aber um puren Egoismus und Angst vor dem eigenen Tod handeln!
Es gab eine Zeit, in der sich die Menschen ihre Todesstunde und -stätte selbst aussuchten. Sie gingen mit ihren Angehörigen zu eben jener ausgewählten Stelle und nahmen Abschied, ganz leise und friedlich. Heutzutage wäre das undenkbar!
In der freien Wildbahn ist das aber bis heute so geblieben. Wenn die Zeit des Sterbens gekommen ist, sucht sich das Tier seine Stelle und schläft »hinüber«. Es bettet sich in den Kreislauf des Kommens und Gehens ein.

Genau das verwehren wir modernen und zivilisierten Menschen uns und unseren Hunden. Der alte und gebrechliche Hund wird mit größter »Tierliebe« und medizinischem Wissen so lange wie möglich an seinem natürlichen Abtreten gehindert. Unsere Todesangst projizieren wir auf ihn und werden somit zu Tierquälern erster Güte!

Ein Appell an die Menschlichkeit

So bitte ich Sie im Namen aller Hunde dieser Welt folgende Zeilen zu beherzigen: Bitte lassen Sie Ihren Hund sterben, wenn es so weit ist! Egal, aus welchem Grund auch immer. Sei es, dass er unheilbar krank ist oder ein Alter erreicht hat, das ihm ein Weiterleben unerträglich macht. Bitte denken Sie daran: Für ihn gibt es einen »Hundehimmel« und wir können ihm den Weg dorthin sehr erleichtern.

Zunächst bitte ich Sie, den Tierarzt zu sich nach Hause zu holen, in die wohlvertraute Umgebung. Ersparen Sie Ihrem Hund die Aufregung und die Fahrt in die Arztpraxis. Übrigens: Ein Tierarzt, der diesem Wunsch nicht nachkommt, ist der Falsche und zudem kein wirklicher Tierfreund. Sie haben jetzt die bittere Gewissheit, jahrelang Ihr Geld bei einem »Viechdoktor« gelassen zu haben, den Sie von da ab bitte nicht mehr aufsuchen und grüßen sollten. Nein, vielmehr kommt der wahre Tierfreund und -arzt zu Ihnen nach Hause, in die wohlbekannte und vertraute Umgebung Ihres vierbeinigen Freundes.
Wenn Sie ihren Hund dann auf Ihren Schoß nehmen, auch bei ganz großen Hunden kann man dies einmal machen, wird er zufrieden bei Ihnen liegen und sich dankbar kraulen lassen. So sicher und verbunden mit Ihnen, wie er jetzt liegt, lässt er sich die kleine Injektion ohne weiteres geben, denn er weiß ja, Sie sind bei ihm und er vertraut voll auf seinen »Artgenossen« und Freund Mensch. Sie haben ihn doch noch nie enttäuscht. Und wenn er dann zufrieden mit sich und seiner Welt einschläft, Ihre beruhigenden und wohlbekannten Worte hört, die allmählich immer

leiser werden, dann wissen Sie, dass Sie alles Richtige für ein erfülltes Hundeleben getan haben.
Sollten Sie dann nicht Rotz und Wasser heulen, frage ich mich, was für ein Mensch Sie eigentlich sind! Sie wissen doch, über den Tod eines guten Hundes darf man weinen – und glauben Sie mir, es hilft beiden Seiten.
Ich weiß aus eigener Erfahrung, dass sehr viel Selbstüberwindung und Kraft dazugehört, beim Sterben dabei zu sein. Aber das sind wir unserem Hund ganz einfach schuldig, der ein ganzes und hoffentlich gutes Hundeleben an unserer Seite und in unserem Herzen gelebt hat. Er hat das Recht darauf, in seiner letzten Stunde bei uns und nicht irgendwo, womöglich in einer sterilen Klinik, einzuschlafen! Dazu noch ein kleiner Gedanke: Ein lebensschwacher und alter Hund oder Wolf lässt sich ohne Widerstand von seiner Familie bzw. seinem Rudel töten. Töten heißt hier leben und überleben. Es heißt auch, unnötiges Siechtum und damit verbundene Qualen zu vermeiden.

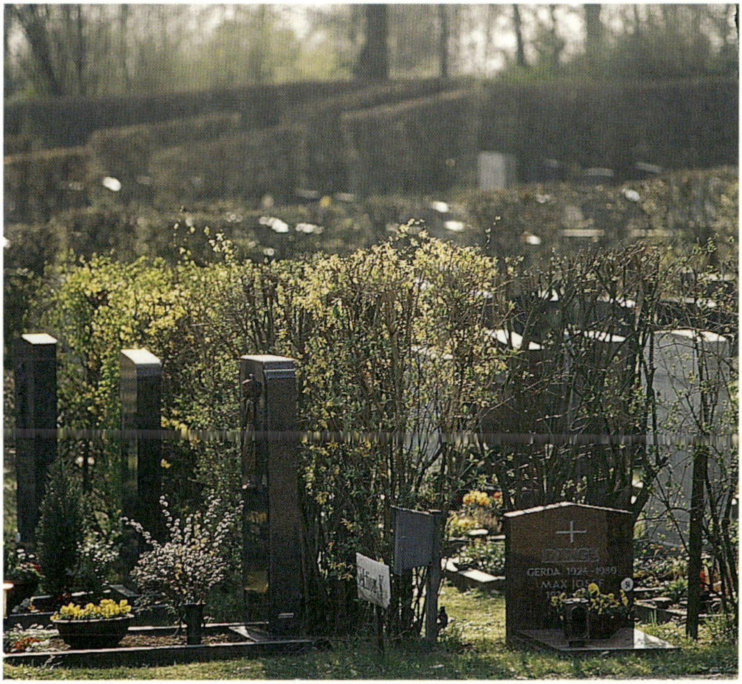

... und der Wind weht allezeit übers Land ...

Auch bei einigen »Naturvölkern« – wie bei einem Papua-Stamm auf Neu-Guinea – geht man grundsätzlich anders mit dem Thema Sterben um. Dort werden die Alten von ihrer Familie getötet, wenn sie schwach und gebrechlich sind und somit nichts mehr für die Erhaltung der Familie tun können. Sie begeben sich voller Vertrauen und im Einklang mit ihren Angehörigen an jenen Ort und legen sich hin, um getötet zu werden. Kein Anflug von Angst, kein Anflug eines Gedankens an Flucht. Wilde? Keine Menschen wie du und ich? Ich denke, dass sich hier mehr menschliche Größe offenbart, als uns unsere verklemmte, naturwidrige »Humanität« weismachen will! Hätten wir uns nur ein kleines Stückchen dieser menschlichen Größe bewahrt, sähe unsere Sterbehilfe mit Sicherheit ganz anders aus.

Alter Hund – armer Hund?

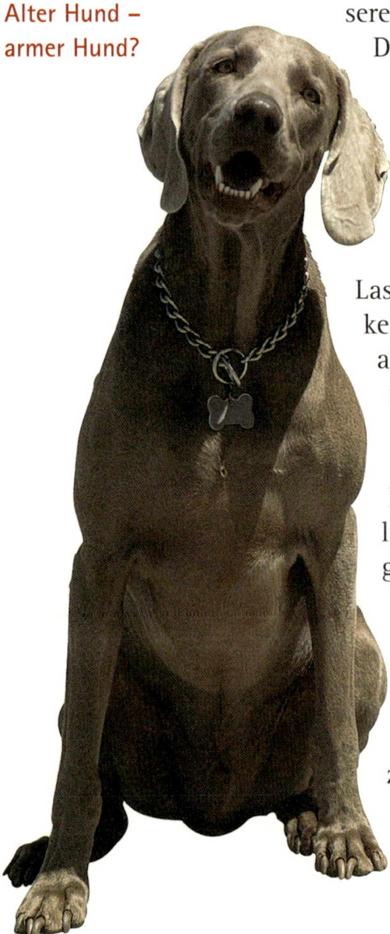

Dafür töten wir abertausende von Tieren, damit sie schön verpackt im Tiefkühlfach des Supermarktes liegen und darauf warten, unseren Speisezettel zu bereichern!

Ist es nicht genauso makaber, wenn wir unsere alten und gebrechlichen Mitmenschen in ein so genanntes Altersheim abschieben? Nur weil sie uns zur Last fallen, weil unsere leistungsbezogene Gesellschaft keinen adäquaten Platz mehr für sie hat und weil wir auch noch sehr stolz darauf sein können, sie in ein Gefängnis abzuschieben, für das wir auch noch eine ganze Stange Geld zahlen müssen. Dort dürfen sie dann stupide auf ihren Tod warten!

Das erinnert mich irgendwie an die so genannte Tierliebe. Altersheime für unnütz gewordene Menschen gibt es schon. Altersheime für unnütz gewordene Hunde wäre der nächste zwangsläufige Schritt zu einer derartig unnatürlichen Gesellschaft.

Doch zu guter Letzt zurück zum Hund. Wenn Sie die vorgenannten Worte beherzigt haben und Ihr Hund sein Leben ausgehaucht hat, dann bitte ich noch eins zu bedenken: Wenn Sie einen Garten oder ein Grundstück besitzen, heben Sie ein Loch aus, in das Ihr Hund hineinpasst, legen Sie ihn hinein, vielleicht noch sein Lieblingsspielzeug und seinen letzten Knochen,

den er nicht mehr zu Ende gefressen hat, dazu – man weiß ja nie, wie es im Hundehimmel aussieht – und befüllen das Loch wieder mit dem Aushub. Wenn Sie möchten, können Sie das Grab noch bepflanzen, Ihnen wird bestimmt das Richtige dazu einfallen. Besitzen Sie kein Grundstück, ist dies auch kein Problem. Sie haben auf Ihren gemeinsamen Spaziergängen sicherlich einen ganz bestimmten Lieblingsplatz gehabt, an dem Sie sich gerne ausgeruht oder länger mit Ihrem treuen Gefährten gespielt haben. Auch hier können Sie Ihrem Hund, wie beschrieben, eine letzte Ruhestätte bereiten. Sie sollten sich jedoch vorab beim Förster oder Jagdpächter rückversichern und sich im Zweifelsfall einen geeigneten Platz zuweisen lassen.
Und wenn Sie dann mit Ihrem neuen vierbeinigen und noch tollpatschigen Freund spazieren gehen und an dieser Stelle vorbeikommen, legen Sie eine Pause ein und erzählen Sie dem kleinen Dreikäsehoch aus dem abenteuerlichen Leben seines Vorgängers.

Menschliches über das letzte Kapitel

Da das letzte Kapitel von sehr persönlichen Gedanken getragen ist, möchte ich Reinhard Mey für mich sprechen lassen, der das große Loslassen so wundervoll und poetisch in Worte gefasst hat. Ich denke, dass er gegen meine kleine Erweiterung auf unseren Partner und Freund Hund nichts einzuwenden hat:

> »Die Jahre vergehen, unsere Zeit fliegt dahin.
> Wir dreh´n uns im Kreise und das ist der Sinn:
> Alles muss enden und Neues beginnt!
> Du bist der Morgen, kleiner Welpe, und frei wie der Wind!
> Kinder und Hunde sind uns ja nur für kurze Zeit geliehen
> Und sie sind ja gekommen, um weiterzuziehen!
> Doch sie gehen zu lassen, ist die schwerste Lektion,
> Geduld, alter Hund, ich lern sie ja schon!
> Alter Hund auf meinem Schoß,
> Spring in den Reigen, ich lasse dich los!«

... Sternenhoffnung ...

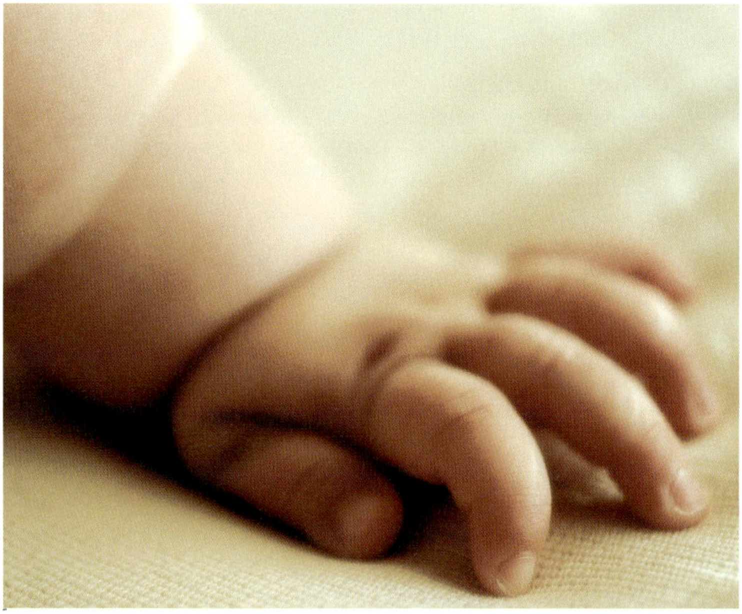

Wissen Sie, warum es mir sehr schwer fällt, an den guten alten lieben Gott zu glauben, der auf einer großen weißen Wolke schwebt?

Dieser eine und so liebe Gott erschuf alles, aber auch alles nach seinem göttlichen und vollkommenen Plan. Alles, aber auch alles, was er schuf und danach begutachtete, war gut und vollkommen. Wer es nicht glauben will, der lese im 1. Buch Mose nach. Selbst, dass er am siebten Tag ruhte, war vollkommen in Ordnung. Allem gab er seinen vollkommenen, göttlichen Plan mit, tat alles auf seinen Platz auf Erden und schuf sogar aus der Rippe eines Mannes dessen Weib, das ihm untertan sein sollte. Nun gut, vielleicht war das ein Fehler. Aber den größten aller Schöpfungsfehler beging er, indem er dem besten Freund und Partner des Menschen ein viel zu kurzes Leben einhauchte! Zum Teufel – was dachte er sich eigentlich dabei!

Gedanken zum Ausklang

Um hier nicht gänzlich als Misanthrop und Ketzer dazustehen, muss ich hinzufügen, dass ich, meine Damen und Herren, ein sehr gläubiger und menschenfreundlicher Mensch bin, auch wenn Sie es mir aufgrund meiner bisherigen Ausführungen vielleicht nicht glauben wollen! Das ist auch vollkommen unerheblich. Mein eigener, persönlicher Glaube ist ja auch nicht wichtig, sondern nur die Erkenntnis, dass ich alles, was ich »weiß« und »verstanden« habe, alles, an das ich auch »glauben kann«, von der Natur gelehrt bekam, das heißt vor allem von unseren Hunden!

Konkret bedeutet dies die nötige soziale Kompetenz, die wohlwollende und artgerechte Konsequenz (noch mal zur Erinnerung), ohne die ein so hoch soziales Wesen wie der Hund oder gar der Mensch nicht überleben könnte.

Doch dazu gehört immer das Leid. Das Leid des Abschiednehmens, das Leid des Verzichts, das Leid des Erkennens. Und vor allem das Leid der universellen und artgerechten Liebe.

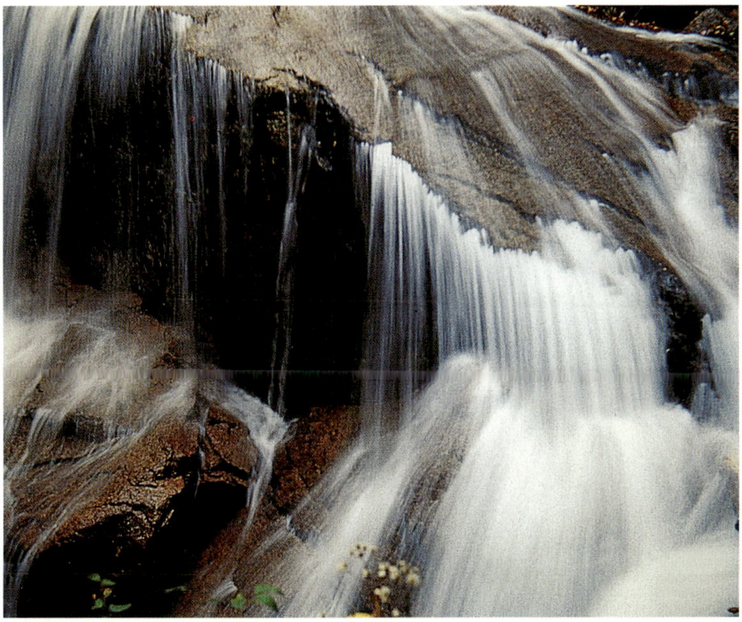

»Nichts ist so beständig wie das sich ewig Ändernde«.

Darum sei mir die Frage erlaubt, ob es wirklich ratsam ist, sich an ein so hoch soziales und intelligentes Tier wie den Hund so artgerecht und damit so eng zu binden, im Bewusstsein, schon sehr bald wieder Abschied von ihm nehmen zu müssen?
Oder sollte der »liebe Gott« dies absichtlich und als Mahnung an das stetige Werden und Vergehen für uns Menschen geschaffen haben, als Erinnerung daran, sich dem Leben zu stellen, anstatt im »sicheren Alltäglichen« monoton dem Tod entgegenzusteuern? Sich der Lektion des Nehmens und Gebens zu stellen, aus Erfahrungen zu lernen und das Gelernte auch anzuwenden, sich dem Loslassen des Alten einfach und natürlich hinzugeben – das ist die notwendige, zu lösende Aufgabe für jeden von uns!
Dies würde bedeuten, den Wink mit dem Zaunpfahl zu verstehen und aus dem Leben zu lernen, statt in den gewohnten und anerzogenen Lebensmustern langsam aber sicher dahinzusiechen! Wer könnte da wohl wieder einmal ein besserer Lehrmeister sein als unsere Hunde?!
Gestern noch die großen, braunen Kulleraugen eines Hundekindes, schauen uns heute zwei betagte, weißgrau umrahmte und etwas müde gewordene Augen an. So schnell verging die Zeit? Wie viel bleibt noch für den letzten Schritt in die Ewigkeit?
Zu allem kommt noch die permanente und quälende Frage, wann die erlösende Injektion für einen an Altersschwäche oder einer unheilbaren Krankheit leidenden Hund gegeben werden soll!
Ich kenne Hundefreunde, denen diese Entscheidung erspart geblieben ist.
Ich glaube, sie hatten einen besonderen Draht zum lieben Gott, anders kann ich mir diese Gunst des Schicksals nicht erklären.
Bei einem Großteil der Hundefreunde, bei denen dies nicht der Fall war, führte diese unausweichliche Frage dazu, sich *gegen* die erneute Anschaffung eines Hundes zu entscheiden. Rein menschlich, gefühlsmäßig gesehen, kann man dies nur zu gut verstehen. Da wir jedoch nicht *alleine* auf dieser Erde sind, muss ich meinen Hundefreunden und Mitmenschen dies dennoch ankreiden! Denn, jede Freude birgt den Keim des Leidens in sich. Und jedes Leiden die Sternenhoffnung auf das kommende Neue, die Freude auf das Leben! Und alles zusammen führt zur Ein-

sicht in die unabänderliche Tatsache, dass das Leben eben nicht nur eine Einbahnstraße ist, die man in gewohntem Trott fährt. Das Leben ist nicht schwarz-weiß, sondern es ist vielmehr bunt und deswegen so genussvoll, weil es eben ein absolutes Ende, einen Abschluss in *allen* Lebensbereichen gibt!

Aus diesem Grund sollte dieser »Abschluss« unserer Hundebeziehung ebenfalls artgerecht für beide Seiten enden: Nämlich dann, wenn *wir* in die ewigen Jagdgründe gehen! Vorher wäre es sozusagen Feigheit vor dem Feinde! Wir würden uns an unseren Freunden, den Hunden, elementar schuldig machen und deren Würde verletzen, wenn wir unsere artgerechte Erkenntnis samt entsprechendem Handeln aufgrund unserer eigenen Vergänglichkeit verdrängen würden!

»Nichts ist so schöpferisch wie der Tod«.

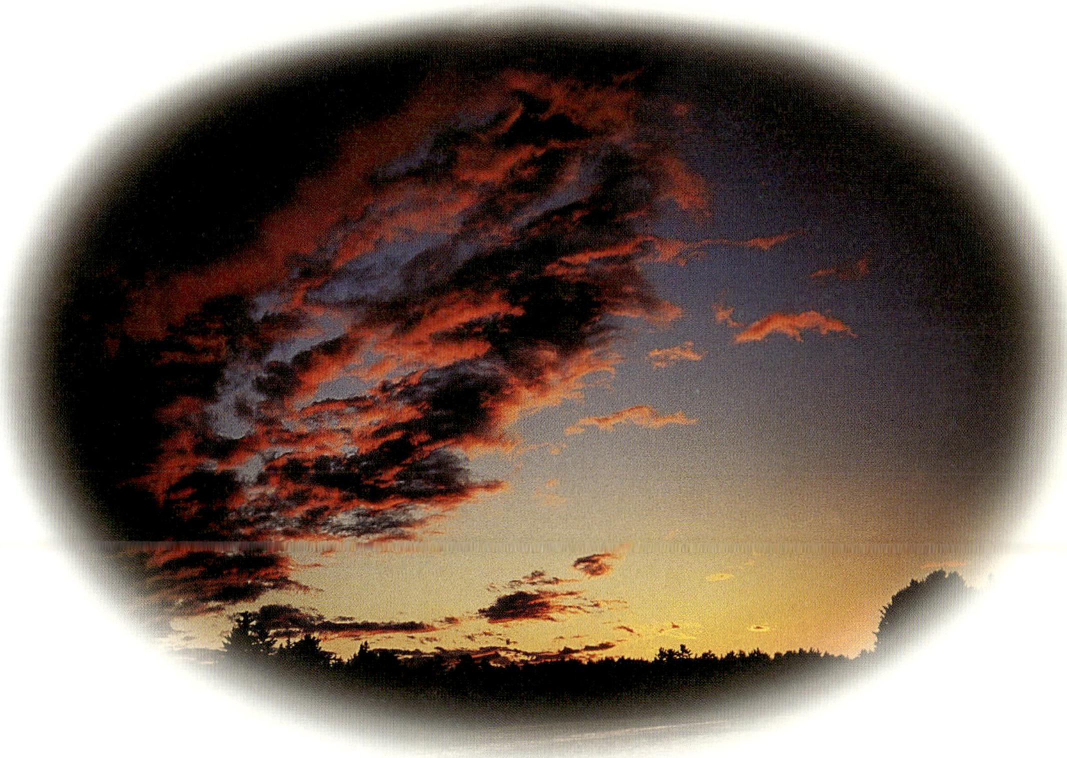

Des Hundenarren Dank

Danke an all die Hunde, dir mir in meinem Leben bis jetzt begegnet sind; an Smiegel und Gandalf.

Ich danke »Trudi Trudinger von Hafling«
Dir, Novim der mich begleitet.
Dank an Herrn Nagel.
Dank an Akron.
Dir, Hupf für das Vatersein.
Danke dir Jzero, für all die magisch-mystische Einsicht in Vier- und Zweibeiner.

Und vor allem dir Eberhard, für deine Freundschaft, deine liebende Härte, für das Wissen, für alle gemeinsamen Höhen und Tiefen und für manche durchzechte Nacht ....

Literatur

Bedürftig, Friedmann: Dogsworld, Europa Verlag, 2001

Birr, Ursula / Krakauer, Gerald / Osiander, Daniela: Abenteuer Hund, Vgs Verlagsgesellschaft, 2000

Eibl-Eiblsfeldt, Irenäus: Grundrisse der vergleichenden Verhaltensforschung, Piper Verlag, 8. Aufl. 1999

Kaiser, Hermann: Ein Hundeleben, Stiftung Museumsdorf Cloppenburg, 2. Aufl. 1994

Trumler, Eberhard: Das Jahr des Hundes, Kynos Verlag, 3. Aufl. 1997

Trumler, Eberhard: Der schwierige Hund, Kynos Verlag, 9. Aufl. 2000

Trumler, Eberhard: Ein Hund wird geboren, Kynos Verlag, 3. Aufl. 1997

Trumler, Eberhard: Hunde ernst genommen, Piper Verlag, 6. Aufl. 2000

Trumler, Eberhard: Meine Tiere, Deine Tiere, Piper Verlag, 1976

Trumler, Eberhard: Mensch und Hund, Kynos Verlag, 1988

Trumler, Eberhard: Mit dem Hund auf du, Piper Verlag, 1995

Trumler, Eberhard: Trumler's Pferdefibel, Kynos Verlag, 1985

Trumler, Eberhard: Trumler's Ratgeber für den Hundefreund, Piper Verlag, 5. Aufl. 1998

Trumler, Eberhard: Von Hunden und Pferden, Kynos Verlag

Trumler, Erika: Meine wilden Freunde, Eigenverlag, ersch. Sept. 2002

Weger, Wilhelm: Kleine Kynologie, Terra Konstanz, 4. Aufl. 1995

Wippermann, Wolfgang: Die Deutschen und ihre Hunde, BTB bei Goldmann, 1999

Register

Impressum: ISBN 978-3-00-061815-4

Publisher:
MONTENEGRO MEDIA GROUP

Celuga Bb, 8500 Bar, Montenegro

layout design: Armin Numanović

Impressum: ISBN 978-3-00-061815-4

Publisher:
MONTENEGRO MEDIA GROUP

Celuga Bb, 8500 Bar, Montenegro

layout design: Armin Numanović

DENO LICINA

Inhaltsverzeichnis:

Vorwort

Narzissmus – was ist das?

Den Begriff Narzissmus kennst du vielleicht und du weißt auch, dass das Zusammenleben mit einem Narzissten alles andere als einfach ist. Doch was bedeutet der Begriff eigentlich und wo kommt er her?

Grob gesagt bedeutet Narzissmus nichts weiter als Selbstverliebtheit und Selbstbewunderung. Das bedeutet: Ein Narzisst hält sich für erheblich wertvoller und wichtiger als ihn die Menschen in seinem Umfeld einschätzen. Oftmals hält sich ein Narzisst sogar für das Zentrum der Welt, um den sich alles zu drehen hat. Problematisch wird Narzissmus allerdings nur, wenn diese Selbsteinschätzung sehr stark ausgeprägt ist. Denn bis zu einem gewissen Grad steckt in jedem von uns ein Narzisst. Das wiederum hängt mit dem Selbsterhaltungstrieb zusammen, den der Mensch im Lauf seiner Entwicklungsgeschichte einfach gebraucht hat. In Notfallsituationen denkt jeder zunächst einmal nur an sich und nicht an andere.

Woher stammt der Begriff Narzissmus?

Der römische Dichter Ovid hatte in seinem Werk „*Metamorphosen*" die Geschichte eines Jünglings namens Narziss erzählt. Dieser hatte eine Frau und ihre Liebe verschmäht und wurde von den Göttern dafür mit einer unstillbaren Selbstliebe bestraft. Daraufhin hatte er sich in das eigene Spiegelbild verliebt, welches er im Wasser an einer Quelle erblickt hatte. Jedoch bleibt das Objekt seiner Liebe für ihn unerreichbar. Nach seinem Tod verwandelte sich der Jüngling schließlich in eine Narzisse.

Es sollte allerdings bis ins 19. Jahrhundert hinein dauern, bis der Begriff des Narzissmus auch von Wissenschaftlern verwendet wurde. So schrieb Samuel Taylor Coleridge, ein englischer Dichter und Philosoph erstmals anno 1822 in einem Brief über Narzissmus. Der französische Psychologe Alfred Binet zitierte Ovids Fabel schließlich 1887 in Zusammenhang mit einem Fall von sexuellem Fetischismus. In die Wissenschaft eingeführt wurde der Begriff des Narzissten schließlich 1899 durch Paul Näcke, einem deutschen Psychiater. Er bezeichnete den Narzissmus als schwerste Form des Auto-Erotismus und war sich durch diese Definition mit den Kollegen seiner Zeit einig. Diese betrachteten den Narzissmus nämlich durchwegs als ernste Geschlechtsverwirrung.

Aber auch Psychoanalytiker haben sich massiv mit dem Thema Narzissmus beschäftigt. Letztlich ist es Sigmund Freud, dem Vater der Tiefenpsychologie, zu verdanken, dass das Thema Narzissmus einer breiteren Öffentlichkeit bekannt wurde. Dieser hatte nämlich 1914 ein Essay mit dem Title „Zur Einführung des Narzissmus" veröffentlicht, in welchem er den Begriff näher definierte.

Die verschiedenen Arten von Narzissmus

Freud unterschied zwischen dem primären und dem sekundären Narzissmus. Seiner Meinung nach durchläuft jeder Mensch während der oralen Phase der frühkindlichen Entwicklung den primären Narzissmus. Dies ist jene Phase, in welcher Kinder alles in den Mund stecken, weil sie die Dinge mit allen Sinnen erfassen wollen. Während dieser Zeit würden sich Kinder sich und die Mutter als eines sehen und könnten noch nicht unterscheiden. Deshalb würde sich die sexuelle Energie des Kindes ausschließlich auf sich selbst richten. Als sekundären Narzissmus bezeichnete Freud dagegen jene Formen des Narzissmus, welche sich erst in späteren Lebensphasen zeigen.

Narzissten würden dann ihre sexuelle Energie wieder von äußeren Objekten abziehen und auf sich selbst richten. Als Ursachen für das Auftreten des sekundären Narzissmus nennt Freud Kränkungen des Selbstwertes und enttäuschte Liebesbeziehungen. Allerdings stand Freuds Definition des Narzissmus auch oft in der Kritik.

Der Grund: In Freuds Erklärung blieben noch Widersprüche und Unschärfen, obwohl er seine Erklärung des Begriffes mehrfach abgewandelt hatte.

Theorien rund um den Narzissmus

In den folgenden Jahren beschäftigten sich auch weitere Psychoanalytiker mit dem Thema Narzissmus und entwickelten eigene Theorien dazu. So verwarf die österreichisch-britische Psychoanalytikerin Melanie Klein das Konzept des primären Narzissmus. Sie postulierte stattdessen die sogenannte

Objektbeziehungstheorie. Das bedeutet, dass schon Säuglinge sowohl innere als auch äußere Objekte in ihre Fantasien und Liebe miteinbeziehen. Ihrer Meinung nach sei erst von Narzissmus zu sprechen, wenn der Betroffene sich von äußeren Dingen distanziert und sich selbst idealisiert. Sie verband den Narzissmus auch mit negativen Dingen wie Aggressionen oder Neid, was Narzissten im Alltag oft zeigen.

Der Psychiater und Psychoanlaytiker Heinz Hartmann fasste den Begriff des Narzissmus schließlich etwas präziser. Er sah das Ich, also die Persönlichkeit, als Ergebnis der Prägung durch Erinnerungen, Vorstellungen und Bilder, und diese Persönlichkeit könnte man schließlich auch selbst lieben.

Einen Schritt weiter ging der Psychoanalytiker Heinz Kohut, der das Selbst als „Zentrum des seelischen Universums" betrachtete. Seiner Meinung nach haben Kinder drei elementar wichtige Grundbedürfnisse. Sie brauchen eine Person, der sie sich sehr nahe fühlen, ein Gefühl der Zugehörigkeit, aber auch eine von Aufmerksamkeit geprägte Beziehung zu ihren Eltern, um sich gesund zu entwickeln. Stimmt die Balance zwischen diesen Bedürfnissen nicht, kann sich nach Kohuts Meinung Narzissmus entwickeln.

Der Unterschied zwischen gesundem und pathologischen Narzissmus

Grundsätzlich ist eine Portion Narzissmus also nichts Schlechtes, weil es sich um eine Entwicklung handelt, die jeder Mensch durchläuft. Besonders gut lässt sich das bei Kindern im Vorschulalter beobachten, die nur das Ich und die eigenen Bedürfnisse kennen.

Dass sie sehr wohl auch Rücksicht auf andere und deren Bedürfnisse nehmen müssen, lernen sie erst, sobald sie im Kindergarten oder in der Schule in eine Gruppe integriert sind und sich an die dort geltenden Regeln anpassen müssen.

Von einer krankhaften Form des Narzissmus wird hingegen ausgegangen, wenn das Selbstwertgefühl auch im Erwachsenenalter nach wie vor übersteigert ist. Dies macht sich unter anderem dadurch bemerkbar, dass ein Narzisst andere Menschen auch in der Öffentlichkeit nieder macht, um nach außen hin selbst größer zu erscheinen. Das macht ein Narzisst insbesondere bei Menschen, die ihm sehr nahe stehen, bevorzugt bei seinem Partner.

Für die Opfer eines Narzissten ist dies insofern gefährlich, als der Narzisst diese in eine Art Abhängigkeitsverhältnis zu sich selbst bringt, aus dem es scheinbar kein Entkommen gibt. Weil die Opfer Angst vor Kritik – ob diese berechtigt oder unberechtigt ist, spielt dabei keine Rolle – haben, trauen sie sich schließlich irgendwann nicht einmal mehr, ohne die Zustimmung des Partners etwas zu machen.

Obwohl sich Narzissmus durch verschiedene Therapieformen sehr gut behandeln lässt, gibt es dabei ein Problem: Der Narzisst sieht selbst nicht ein, dass er ein psychisches Problem hat, das dringend behandelt werden sollte. Fehlt diese Einsicht, ist jedoch jede Therapie von Anfang an zum Scheitern verurteilt, weil er nicht in der Lage oder Willens ist, entsprechend mitzuarbeiten. Ist das der Fall, bleibt den Opfern nur eine Möglichkeit: Sie müssen sich trennen und möglichst großen Abstand zum Narzissten halten. Andernfalls leiden sie – und das oft sehr lange.

* * *

1. Was ist Narzissmus?

Kennst du das auch? Du begegnest jemandem, der einfach umwerfend ist. Er kann sich sehr gut ausdrücken und wickelt mit dem, was er sagt, alle um den Finger. Meist sammelt sich eine große Menschenmenge um ihn und hängt ihm begeistert an den Lippen. Wie Fans saugen sie jedes Wort auf, das er sagt. Und er weiß ganz genau, wie er die Leute überzeugt. Geschickt zieht er sie in seinen Bann. Er versprüht einen unglaublichen Charme und wenn er auf eine Party geht, ist er der Mittelpunkt. Die Menschen sind fasziniert von seiner Erscheinung: Er ist selbstsicher und zeigt, was er hat und was er kann. Er wird beneidet für seinen Erfolg und wenn du diesen Typen siehst, denkst du bei dir: „Der hat es geschafft.“.

So könnte dein erstes Bild von einem Narzissten sein. Charmant, erfolgreich, begehrt. Jeder möchte sein, wie er und alle wollen sich mit ihm anfreunden. Oder?! Die Kehrseite der Medaille sieht aber ganz anders aus.
Narzissten sind nämlich Meister darin, andere Menschen zu täuschen und sich von ihrer besten Seite zu zeigen, solange man sie noch nicht richtig kennt. Sie spielen dir vor, was du sehen möchtest, damit sie bekommen was sie wollen. Das ist das wahre Gesicht des Narzissten: Er denkt nur an sich und das, was er durch dich bekommen kann. Menschen und Beziehungen sind für ihn nur ein Mittel zum Zweck, um zu erhalten, was er sich wünscht und das ist die ungeteilte Aufmerksamkeit aller.

Für einen Narzissten muss sich alles zu jeder Zeit um ihn und um seine Bedürfnisse drehen.

Er greift gerne auf alle möglichen Tricks zurück, um seine Opfer zu überzeugen und er manipuliert die Menschen, die ihm nahestehen. Auf Dauer zerstört der Narzisst so jede Beziehung und alles Vertrauen, das ihm entgegengebracht wird. Menschen, deren Partner ein Narzisst ist, gelangen in einen Teufelskreis, geben sich immer mehr selbst auf und zerbrechen letztendlich daran. Ein Narzisst ist pures Gift für die Personen in seiner Umgebung. Nur leider merken diese es oft viel zu spät, denn er betäubt sie mit seiner grandiosen Show, während er sie langsam zu Grunde richtet.

* * *

2. Narzissmus versus Selbstliebe

„Aber ist Narzissmus nicht das gleiche wie Selbstliebe?", fragst du dich vielleicht. Und die Antwort lautet ganz entschieden: Nein!
Ein Narzisst ist selbstverherrlichend und handelt egoistisch. In seinen Gedanken dreht sich alles um ihn. Er gibt nur, wenn er dafür etwas bekommt und hilft oder schenkt nicht selbstlos von sich aus.

Sie Selbstliebe hingegen beschreibt, dass du dich um dich selbst in einem gesunden Maß kümmerst. Du hörst auf deine Bedürfnisse und Wünsche, deine Sehnsüchte und Träume. Du nimmst dich ernst und achtest auf deinen Geist und deinen Körper. Du lebst nicht nur für andere, sondern auch für dich selbst.

Das schließt nicht aus für andere da zu sein und zu helfen. Bei der Selbstliebe geht es mehr darum, sich nicht zu vergessen und in einen Kreislauf von Überforderung und Selbstaufgabe zu geraten. Liebst du dich selbst, achtest auf deine Grenzen und gestehst dir Pausen und Belohnungen zu, bist du innerlich „aufgetankt" und stark.
So kannst du dein Umfeld noch viel mehr bereichern, denn du hast die Kraft und die Liebe, dich anderen zuzuwenden.

Narzissten hingegen sind unfähig sich selbst zu lieben. Deswegen versucht der Narzisst die Zuwendung die ganze Zeit von außen zu bekommen. Er ist darauf angewiesen, dass er ständig bestärkt wird und fordert immerzu, um sein inneres „Loch", seine Leere, zu füllen, dass aber nie gefüllt werden kann, weil sein Problem tiefer liegt.

Nämlich in ihm.

Das klingt erst einmal paradox, denn ein Narzisst gilt ja als selbstverliebt und prahlt ständig mit sich und seinen Eigenschaften. Aber eigentlich steckt dahinter eine arme, schwache Seele, die nicht fähig ist, sich selbst zu lieben und deshalb so sehr nach Liebe von außen schreit.

In einem Satz können wir es so ausdrücken: In der heuteigen Welt voller Narzissten brauchen wir die Selbstliebe, um uns nicht zu verlieren. Sonst werden wir entweder von narzisstischen Personen ausgenutzt oder selbst zu einem krankhaft egoistischen Menschen. Das ist der Unterschied, wenn wir von Selbstliebe oder Narzissmus sprechen.

* * *

3. Wie entsteht Narzissmus?

Narzisstische Menschen haben eine tiefe Lücke in ihrem Herzen. Wie schon erwähnt sind sie unfähig sich selbst zu lieben und sich um ihre eigenen Bedürfnisse zu kümmern. Deshalb ziehen sie dafür ständig andere Menschen heran und erwarten sogar regelrecht, dass diese Aufgaben andere, zum Beispiel ihre Partnerin, für sie übernimmt.

Dieses Verhalten hat ein Narzisst über lange Zeit gelernt. Er hat mitbekommen, dass er so bekommt, was er braucht, nämlich die ersehnte Liebe und Zuwendung. Alles findet irgendwann seinen Anfang und die Weichen für unsere spätere Grundeinstellung und unserer Auffassung von den Dingen entstehen in der Kindheit. Unsere wichtigsten Bezugspersonen, meistens unsere Eltern, zeigten uns damals, wie die Welt funktioniert und wie wir zu funktionieren haben.

Normalerweise braucht ein Kind ein gesundes Verhältnis an Unterstützung, Geborgenheit und Grenzen. Schwanken die Eltern in ihrem Verhalten dem Kind gegenüber aber zu extrem in eine der beiden Richtungen, also sind sie entweder zu fürsorglich oder zu streng, dann kann sich eine narzisstische Persönlichkeitsentwicklung beim Kind zeigen.

Waren die Eltern mit ihrem Kind also sehr hart, haben es kaum beachtet, außer es hatte großen Erfolg, haben es regelmäßig runtergemacht und hatten hohe Ansprüche an es, dann kann dieser Mangel an positiver Zuwendung und Liebe dazu geführt haben, dass das Kind nun als

Erwachsener quasi nach „Liebe schreit“ und sie von jedem fordert.

Haben die Eltern ihr Kind hingegen übermäßig viel umsorgt, es regelrecht verwöhnt, ihm alles durchgehen lassen und ihn immerzu mit Komplimenten überschüttet, egal was es tat, kann auch das aus dem verzogenen Kind einen narzisstischen Erwachsenen werden lassen, der meint sich alles erlauben zu können und immer fordern zu dürfen.

So oder so wurde dem Narzissten in der frühen Entwicklungsphase, in der sich die Grundpfeiler für das Selbstbild formen, eine falsche Darstellung beigebracht, nämlich die, dass er immerzu andere beanspruchen muss, um seine eigenen Bedürfnisse gestillt zu bekommen. Aber leider ist das nur ein Tropfen auf den heißen Stein, denn diese Zuwendung von außen befriedigt ihn nur sehr kurzzeitig, weil er schließlich nicht in der Lage ist, sie selbst herbeizuführen. So fühlt er einen dauerhaften Mangel in sich und der Teufelskreis des Forderns geht von vorne los.

* * *

4. Woran erkennt man einen Narzissten?

In erster Linie ist es schwer einen Narzissten zu übersehen, denn er steht ja schließlich dauerhaft im Mittelpunkt der allgemeinen Aufmerksamkeit, die er wie die Luft zum Atmen braucht. Diesen Menschen aber als einen Narzissten zu entlarven, ist eine ganz andere Sache. Er ist sehr schwer zu durchschauen, denn er beherrscht es perfekt, dir vorzuspielen, dass er alles, was er tut und will ja gar nicht für sich, sondern für dich macht. Es gibt dennoch ein paar Anzeichen, die dir eindeutig verraten, ob es sich bei der Person um einen krankhaften Narzissten handelt oder nicht.

Denn besonders diese **fünf Eigenschaften** sind bei allen Narzissten zu finden:

Erstens: Die Selbstverliebtheit. Achtung: Auch hier gilt wieder, dass diese nicht zu verwechseln ist, mit der gesunden Selbstliebe. Die Selbstverliebtheit entspricht vielmehr einer extremen Selbstverherrlichung. Er kann an keinem Spiegel vorbei gehen, ohne sich zu betrachten und eingebildet zu grinsen? Er erzählt von sich, als wäre er ein Gott? Und er will ständig allen vorführen, wie großartig er doch ist? Klingt ganz nach einem Narzissten!

Die zweite narzisstische Eigenschaft ist die übertriebene Selbstbezogenheit. Narzissten sind krankhaft auf sich fixiert und lassen andere dabei komplett außer Acht. Das bedeutet, dass sich ein Narzisst immer auf sich konzentriert, andere und ihre Grenzen missachtet und jederzeit einen Vorteil für sich erlangen möchte. Er prahlt mit seinen Erfolgen und lässt keine Kritik an sich zu. Alles muss sich andauernd um seine Grandiosität drehen.

Ein weitbekanntes Merkmal des Narzissten ist außerdem das fehlende Einfühlungsvermögen. Wenn du einem Narzissten schon einmal begegnet bist und etwas Zeit mit ihm verbracht hast, wirst du gemerkt haben, wie sehr er auf dir herumtrampelt. Anfangs wunderst du dich vielleicht noch über sein unsensibles Verhalten, aber mit der Zeit wird immer auffälliger, dass es ihn nicht im Geringsten interessiert, wie es dir geht. Er benutzt Mitleid höchstens, um es vorzutäuschen, dich damit zu manipulieren und schließlich das zu erreichen, was er will.

Narzissten neigen zudem dazu, andere extrem abzuwerten. Der Narzisst tut alles, um möglichst gut dazustehen und sich als besser hervorzuheben. Um das zu erreichen machte er vor nichts Halt. Er würdigt Menschen in seinem Umfeld permanent herab. Dafür schiebt er gerne die Schuld für alles auf andere und beleidigt und kränkt sie. Indem er andere schlecht macht, fühlt er sich selbst als etwas Besseres.

Zu guter Letzt sind Narzissten auch äußerst empfindlich. Das was ein Narzisst dir entgegen bringt, würde er selbst nicht im Geringsten verkraften. Er kann es gar nicht ab, wenn er nicht als perfekt dasteht. Deswegen nimmt er jede noch so kleine Kritik und selbst gutgemeinte Anmerkungen, die ihn nicht in den Himmel loben, sehr persönlich und reagiert dann gekrängt. Er wird sich daraufhin voll Hass und Wut verteidigen.

All das sind die fünf markantesten Merkmale, die jeder Narzisst in sich trägt. Wenn du sowohl die übertriebene Selbstverliebtheit, die extreme Selbstbezogenheit, das fehlende Einfühlungsvermögen, als auch das permanente Abwerten und die übermäßige Empfindlichkeit bei deinem Partner oder einer anderen Person in deinem Umfeld wahrnimmst, dann spricht alles dafür, dass er ein waschechter Narzisst ist.

* * *

5. Der Narzissten-Test: Ist dein Partner ein Narzisst?

Nun weißt du, was Narzissmus ist und welche Merkmale einen Narzissten ausmachen und fragst dich sicher: „Wenn ein Narzisst in meinem Leben ist und ich mir nicht sicher bin, wie kann ich ihn entlarven?“

Diese **zehn Fragen** werden dir bei der Enthüllung helfen:

1) Wie war das erste Zusammentreffen mit deinem Partner? Gehe die Begegnung noch einmal im Kopf durch. In welcher Situation hast du ihn angetroffen? Umgeben von vielen Leuten, von sich erzählend oder vielleicht sogar prahlend? Oder war er eher zurückhaltend und einer von Vielen in der Gruppe?

Als Narzisst müsstest du deinen Partner so kennengelernt haben, dass er es nicht scheut im Rampenlicht zu stehen und vorzutragen, wie toll er doch ist. War er jedoch eher zurückhaltend oder sogar bescheiden und schüchtern, spricht das eher dagegen, dass er ein Narzisst ist.

2) Wie lief euer erstes Gespräch ab? Wer hat hauptsächlich geredet? Und wovon? War er es, der das Wort ergriffen und dabei ständig von sich erzählt hat? Hat er sich auch für dich interessiert und dir Fragen gestellt?

Ein waschechter Narzisst würde dir sein Interesse nur vorspielen, um deine Aufmerksamkeit auf sich gelenkt zu behalten und dich rum zu bekommen. Er hat keine Empathie und kann sich dir nicht wirklich dauerhaft zuwenden, ohne dabei von sich selbst zu erzählen.

3) Nimmt dein Partner einen Großteil der Zeit und Aufmerksamkeit in eurer Beziehung in Anspruch? Hast du das Gefühl, dass es eigentlich die gesamte Zeit um ihn geht?

Fordert dein Partner viel von deiner Zeit und Fürsorge ein und schmollt er, wenn er sie nicht bekommt? Hat er ein Anspruchsdenken? Das hört sich ganz nach einem Narzissten an. In der Beziehung mit einem Narzissten gehst du unter, denn deine Bedürfnisse werden nicht erfüllt, weil er alles bestimmt.

4) Wie reagiert dein Partner, wenn er einmal nicht im Mittelpunkt steht? Wie verhält er sich, wenn er nicht bekommt, was er möchte? Wie ist er drauf, wenn er nicht beachtet wird? Tickt er vielleicht sogar vollkommen aus?

Ein narzisstischer Mensch hält es nicht aus, wenn er nicht der Nabel der Welt ist. Bekommt er nicht genug Zuwendung, die ihm seiner Überzeugung nach zusteht, dann verhält er sich wie ein verzogenes Kind: Er wird jammern. Danach wird er dir ein schlechtes Gewissen einreden und schließlich auf Beschimpfungen und unfaires Verhalten zurückgreifen.

5) Ist dir an ihm schon einmal aufgefallen, dass er vor allen ständig hervorragend dastehen möchte und seine Erfolge und Stärken übermäßig betont? Gibt er oft und viel an?

Ist dein Partner ein echter Blender, der alle zu jederzeit davon überzeugen muss, dass er der Beste in Allem ist? Klingt ganz nach einem Narzissten! Er ist überzeugt
davon, besser zu sein als der Rest und wird nicht müde, dass immer und immer wieder zu betonen. Ganz schön eingebildet!

6) Wie behandelt dich dein Partner? Ist er liebevoll und zärtlich, auch wenn er nichts erwartet? Oder setzt er dich unter Druck, bereitet dir ein schlechtes Gewissen, wenn du ihm nicht gibst, was er möchte und kann er auch ganz schön unfair zu dir sein?

Ein Narzisst ist nicht fähig selbstlos zu geben. Er wird dich nur verwöhnen und sich dir zuwenden, wenn er sich davon selbst etwas verspricht. Ist dein Partner jemand, der mit miesen Tricks arbeitet und dem nichts zu schade ist, um sich durchzusetzen? Das klingt schon eher nach einer narzisstischen Person.

7) Ist dir schon aufgefallen, dass dein Partner dich oder andere öfter heruntermacht? Verurteilt er schnell und stellt die Misserfolge und Schwächen anderer in den Vordergrund? Kann er an keinem ein gutes Haar lassen?

Muss er ständig lästern und erzählen, wie armselig seine Kollegen, deine Freunde oder einfach nur Fremde auf der Straße sind? Sieht er alle als minderwertig an, im Vergleich zu ihm selbst? Ein Narzisst kann niemanden loben oder einsehen, dass jemand in irgendeiner Sache gut oder sogar besser ist, als er. Er macht alles schlecht, damit er selbst groß und mächtig dasteht.

8) Gönnt dein Partner anderen, wenn ihnen Gutes widerfährt und kann er sich mit ihnen freuen? Oder ist er neidisch und straft sie dann mit Schweigen und giftigen Kommentaren?

Sich mit andern zu freuen ist eine wirkliche Gabe, nicht jeder kann das. Aber ein Narzisst ist auch unfähig überhaupt zu akzeptieren, dass es anderen Menschen gut geht. Er macht jeden Erfolg schlecht, der nicht ihm selbst widerfahren ist.

9) Kann er mit Kritik umgehen? Oder geht er dann sofort an die Denke, zählt dir Punkte an dir auf, die er nicht leiden kann und gibt dir die Schuld für alles?

Narzissten zeichnen sich dadurch aus, dass sie keinen Makel an sich sehen können und sich äußerst ungerecht behandelt fühlen, wenn ihnen jemand sagt, dass sie etwas falsch gemacht haben. In ihrer Vorstellung sind sie perfekt und alle anderen unfähig. Deswegen reagieren sie aggressiv und vorwurfsvoll, wenn sie kritisiert werden.

10) Kann er Fehler zugeben oder waren es immer die anderen, wenn etwas schiefläuft?

Da er selbst von sich glaubt unfehlbar zu sein, übersieht der Narzisst ganz einfach seine eigenen Fehler und schiebt die Verantwortung stets anderen zu. Das kann für sein Umfeld wirklich anstrengend sein.

Wenn deine Antworten auf die Fragen darauf schließen lassen, dass es hauptsächlich um deinen Partner geht und er oft im Mittelpunkt steht, dass er kritikunfähig und unfair anderen gegenüber ist und dass er niemandem außer sich selbst etwas gönnen kann, dann kannst du dir sicher sein, dass du dein Leben mit einem echten Narzissten teilst.

* * *

6. Die Beziehung mit einem Narzissten

Ein Narzisst kann keine gesunde Beziehung führen. Er ist schließlich immer darauf aus, das Bestmögliche für ihn herauszuholen und geht dabei über Leichen. So ist eine Partnerschaft für einen Narzissten nur dazu da, einem Zweck zu dienen und zwar, der seiner Anerkennung. Wenn ein Narzisst eine Partnerschaft eingeht, dann nur um übermäßige Bewunderung zu erhalten und jemanden zu haben, der ihn verehrt und damit sein forderndes Ego ernährt. Er braucht Menschen um sich herum, die ihm immer wieder sagen und zeigen wie großartig er ist und eine Partnerin hat nach seiner Auffassung ganz für ihn da zu sein und ihn anzuhimmeln.

In der Kennenlernphase kann der Narzisst seinen Egoismus meist noch ganz gut verstecken und sich als wahrer Gentleman präsentieren. Er wird dich umgarnen und dir vormachen, du wärst die Eine für ihn. Welche Frau hört das nicht gerne?! Narzissten sind Meister der Täuschung und verstehen es, ihr Opfer in ihre Falle zu locken.

Bist du erst einmal auf ihn hereingefallen und gibst dich ihm hin, ändert er Schritt für Schritt sein Verhalten. Aber bis du dahinter kommst, wie er wirklich ist, hat er dich schon so sehr in seinen Fängen, dass du kaum noch entkommst. Aus dem rücksichtsvollen, zugewandten und verständnisvollen lieben Freund wird schon bald der Mensch, der er wirklich ist. Es wird damit anfangen, dass er aufhört, dir viele Komplimente zu machen. Schnell gewöhnt er sich an dich und daran, dass du für ihn da bist und fordert es ein.

Er möchte immer mehr Zuwendung, Gefallen und Anerkennung. Er wird dir ein schlechtes Gewissen einreden und dir sagen, dass du ihn vernachlässigst. So erreicht er, dass du immer mehr für ihn da bist und dich selbst vergisst.

Ein eigenständiger und unabhängiger Partner passt nicht zu einem Narzissten und seinem Anspruchsdenken. Deswegen wird er dich nach und nach dazu bringen, dass du dein eigenes Leben zurückstellst, deine Hobbys und Freunde vernachlässigst und dich ganz um ihn kümmerst. Wenn du nicht aufpasst, wirst du dich dadurch immer mehr verlieren und es wird schwer für dich, wieder zu dir und deinen Wünschen und Bedürfnissen zurückzufinden.

Bist du erst mal in einer Beziehung mit einem Narzissten wird eure Partnerschaft von Aufs und Abs geprägt sein. Wenn du deinem Partner gibst, was er sich gerade wünscht, wird er lieb zu dir sein und du wirst das Gefühl haben, dass alles gut ist. Das Problem ist nur, dass ein Narzisst nie genug bekommt und sich seine Ansprüche steigern. Verhältst du dich nicht jede einzelne Sekunde so, wie er es vorsieht, bist du bei ihm untendurch und er wird dich dafür bestrafen. Er wird dich heruntermachen und unfair zu dir sein. Er wird dir Schuld einreden und dir sagen, dass du ihn unglücklich machst.

Leider glauben viele Menschen ihrem narzisstischen Partner. Er hat inzwischen so viel Macht über sie und die gesamte Beziehung, dass alles von ihm und seinen Stimmungsschwankungen abhängt.
Der Partner zerbricht langsam daran, aber das merkt der Narzisst gar

nicht. Er ist nur auf sich fixiert und immer damit beschäftigt zu nehmen. Deine Partnerschaft mit einem Narzissten wird dein Selbstwertgefühl auf Dauer völlig zerstören, denn du wirst hin und her geworfen und von ihm behandelt, wie ein Spielball in seiner verrückten und verschobenen Welt. Er benutzt dich und du erhältst nichts zurück, als ein gebrochenes Herz und eine kaputte Seele.

* * *

7. Warum gerate ich immer wieder an einen Narzissten?

Hat sich herausgestellt, dass du dich wirklich in einer Beziehung mit einem Narzissten befindest oder früher einmal befandest, fragst du dich vielleicht, wie es dazu kommen konnte, dass du dich auf einen solch falschen Menschen eingelassen hast. Warum hast du nicht erkannt, was für eine Person wirklich hinter dieser Maske gesteckt hat und wieso hast du seine miesen Spielchen solange mitgemacht?

Vielleicht hast du so etwas sogar schon einmal erlebt und bist nun wieder an einen narzisstischen Menschen geraten. Wie kann es sein, dass du dir immer den Falschen aussuchst, wo es doch auch so viele guter Kerle auf der Welt gibt? Hast du einfach nur unglaubliches Pech oder machst du vielleicht etwas falsch bei der Partnerwahl?

Dazu musst du wissen, dass der Narzisst eine bestimmte Sorte Mensch als seinen Partner bevorzugt. Nicht jeder könnte eine Beziehung mit einem Narzissten führen, denn das verlangt einem wirklich viel ab. Deswegen sind besonders die Menschen häufig in einer narzisstischen Partnerschaft, die sowohl stark als auch selbstlos sind. Wahrscheinlich bist du eine Person mit einem großen Herzen. Du bist immer für andere da und kümmerst dich gerne. Genau diese Menschen mit dem sogenannten „Helfersyndrom“ sucht sich der Narzisst aus. Er braucht

schließlich jemanden, der ihn und sein großes Ego umsorgt.
Zudem gehört ein beträchtliches Maß an Selbstlosigkeit dazu. Ein Mensch der egoistisch ist, würde gar nicht zu einem Narzissten passen, denn zwei von der Sorte würden nur aneinandergeraten und das würde in einen ständigen Revierkampf ausarten. Daher braucht der Narzisst jemanden, den er kontrollieren kann, der ihm gefügig ist. Auch hier trifft das vor allem auf liebe und rücksichtsvolle Menschen zu. Also Personen, die das ganze Gegenteil eines Narzissten sind.

Er baut auf einfühlsame Charaktere, denn er zieht aus dem Mitleid der anderen Person viel Kraft und baut sich damit auf.
Vielleicht denkst du nun, dass du zwar eine sehr liebe und hingebungsvolle Person bist, aber nicht so unterwürfig und klein, wie ein Narzisst seinen Partner haben möchte.

Wahrscheinlich bist du sogar eine sehr starke und selbstbewusste Person, die fest im Leben steht. Auch wenn es anfangs nicht den Eindruck macht, passt diese Eigenschaft doch sehr gut zu einem Narzissten. Man braucht eine gewisse Stärke, um das Verhalten eines Narzissten auszuhalten und immer wieder darauf zu vertrauen, dass er sich bessern wird. Ein Narzisst ist nichts für schwache Nerven.
Wenn du also ein Mensch bist, der an das Gute glaubt, die Hoffnung nicht so leicht aufgibt und seine Stärke dafür einsetzt, andern zu helfen und für sie da zu sein, dann bist du tatsächlich der perfekte Kandidat für den Narzissten, ohne es zu beabsichtigen.

Es kann sein, dass du narzisstische Persönlichkeiten immer wieder anziehst, ohne es zu merken, weil du einfach ein wirklich guter Mensch bist, der die Welt ein Stückchen besser machen möchte. Leider wirst du das bei einem Narzissten aber nicht erreichen können.

* * *

8. Wie begegne ich einem Narzissten?

Hast du nun erkannt, dass sich ein Narzisst in deinem näheren Umfeld befindet, gilt es sich mit dem Thema des Narzissmus auseinander zu setzen. Du fragst dich, wie es zu diesem krankhaft egozentrischen Verhalten kommen konnte und was in dieser Person vorgeht, solche verschobenen Ansichten zu haben. Hast du für dich geklärt, was es mit dem Narzissmus auf sich hat, stellt sich für dich nun sicher die Frage, wie du mit einem solchen Menschen umgehen kannst, ohne selbst daran zu zerbrechen.

Zuallererst hast du einen großen Schritt damit gemacht überhaupt zu erkennen, dass es sich bei diesem Menschen um einen Narzissten handelt.
Nun geht es darum, dass du dich auch schützt, wenn du ihm begegnest, denn Narzissten sind wahre Meister darin, andere Menschen zu vereinnahmen und sich gefügig zu machen. Ehe du dich versiehst, machst du alles, was der Narzisst gerne tut oder Dinge, die er von dir möchte und auch solche, die du eigentlich gar nicht möchtest. Deswegen musst du lernen sensibel auf dich und deine Bedürfnisse zu achten.

Nimm zu jeder Zeit wahr, wie es dir gerade geht und ob du dich mit der Situation gut fühlst oder nicht.
Achte darauf, dass du klar sagst, was du nicht magst und dass du das dann auch nicht tust. Setzte Grenzen und zeige dem Narzissten auf, was

für dich nicht in Ordnung ist. Kehre immer wieder zu dir zurück und höre in dich. Das ist besonders wichtig, denn ein Narzisst versteht es, dich so sehr zu beanspruchen, dass du dich leicht vergisst und dann nur noch für ihn da bist. Unterscheide ganz klar, wer er ist und wer du bist und dass es da Verschiedenheiten gibt.
In einer Partnerschaft muss man nicht alle Dinge gleich sehen und immer dieselbe Einstellung zu allem haben. Wenn dir etwas wichtig ist, dann steh dafür ein, auch wenn dein Partner das anders sieht. Gib bei deinen Werten und Überzeugungen nicht nach, nur weil er dich unter Duck setzt.

Da der Narzisst sehr viel deiner Zeit und Energie beansprucht, musst du auch besonders darauf achten, dass du selbst nicht zu kurz kommst. Halte immer wieder Abstand zu ihm und umgib dich mit anderen Menschen, die dir guttun. Gerade wenn du dich in einer Beziehung mit einem Narzissten befindest, fühlst du dich bestimmt oft ausgelaugt, durch seine ständigen Forderungen und Ansprüche. Du brauchst einen Ort, an dem du einfach nur sein und deine Energie wieder auftanken kannst. Dazu ist ein Treffen mit lieben Freunden genau das Richtige.

Letztendlich ist es sehr wichtig für dich, dass du dir klarmachst, dass er nicht die Weisheit mit Löffeln gefressen hat. Nur weil er laut, selbstsicher und dominant ist, heißt dass noch lange nicht, dass er auch Recht hat. Er wird immer wieder versuchen dir einzureden, dass du unrecht hast und falsch bist, egal ob es um deine Gefühle oder deine Gedanken geht. Glaube ihm nicht. Nur du allein weißt, was richtig und gut für dich ist. Höre auf dein Herz und deine Intuition, dann hast du eine Chance die verrichtenden Angriffe des Narzissten heil zu überstehen.

* * *

9. Ist Narzissmus heilbar? / Kann ich einem Narzissten helfen?

Oft glauben wir etwas Gutes zu tun, wenn wir anderen helfen und meist ist das auch der Fall, aber bei einem Narzissten erreichen wir damit genau das Gegenteil: Er wird immer fordernder und anspruchsvoller. Er saugt dich aus, bis nichts mehr von dir übrig bleibt als Verzweiflung und Kraftlosigkeit.
Einem krankhaften Narzissten kann man nicht helfen – zumindest nicht du. Damit sich in ihm wirklich etwas verändert, sollte er die professionelle Hilfe eines Psychologen in Anspruch nehmen. Dafür müsste er aber selbst erkennen, dass bei ihm etwas nicht stimmt und dass schaffen die meisten Narzissten nicht. Schließlich sind sie ja davon überzeugt, dass ihre Auffassung der Welt und sie selbst absolut perfekt sind. Für sie sind alle anderen falsch. Besonders die, die ihnen einen Spiegel vorhalten und sie kritisieren.

Ihn vom Gegenteil überzeugen zu wollen ist vergebliche Liebesmüh und wird nur dazu führen, dass du am Ende selbst eine Therapie benötigst, um dich wieder aufzubauen. Denn wenn sich der Narzisst durch deine Ratschläge und Beanstandungen beleidigt fühlt, wird er austeilen und dich nach allen Regeln der Kunst fertig machen.

Auch Rücksicht auf ihn zu nehmen, indem du dir selbst einredest, „dass er ja nichts dafür kann“ oder mit einer endlosen Geduld abzuwarten, dass er sich ändert, so wie er es versprochen hat, wird auf Dauer nichts nützen. Ein Narzisst versteht es sehr geschickt dich zu täuschen und dir vorzuspielen, dass er dich versteht, aber an seinem Verhalten wirst du erkennen, was er wirklich darüber denkt. Lass dich nicht von ihm hinters Licht führen. Er wird sich nicht ändern, auch nicht dir zuliebe. Wenn er eines Tages wirklich zu der Entscheidung kommen sollte, sich ändern zu wollen, dann wird er sich selbst Hilfe suchen und zwar da, wo man ihn nicht dazu überreden muss, denn es würde nichts bringen. Ohne seine eigene Überzeugung ist alles therapieren sinnlos.

* * *

10. Wie trenne ich mich von einem Narzissten?

Das Leben mit einem Narzissten ist nicht nur zeit- und energieraubend, es macht dich auch seelisch fertig. Er nimmt sehr viel Platz ein und neben ihm kann kaum einer bestehen. Außerdem bekommt deine Psyche durch das ständige Auf und Ab viele tiefe Verletzungen, die dich auf kurz oder lang dazu zwingen, dich mit dir auseinanderzusetzen. Du wirst erkennen: Wenn ich nicht möchte, dass ich zugrunde gehe, dann muss ich mich von diesem zerstörerischen Menschen lösen.

Aber wie trennt man sich von einer Person, sie einen so sehr vereinnahmt hat, dass man schon das Gefühl hat, nicht mehr eigenständig zu existieren? Wie schafft man es wieder zu sich und zu der Stärke zu finden, sich trennen zu können? Und wie entkommt man de Fängen eines Narzissten am besten?

Der erste wichtige Schritt ist, zu erkennen, dass das Verhalten deines Partners krank ist. Kein normaler Mensch würde so reagieren oder die Dinge so beurteilen, wie er es tut. Setzte dich über Fragen, die dir unklar sind ruhig mit anderen Menschen auseinander. Gute Freunde können dir helfen eine klare Sicht zu bekommen und dich stärken. Dadurch, dass du dich mit seinem Fehlverhalten dir gegenüber auseinandersetzt und erkennst, dass er dich schlecht behandelt und dass das keineswegs normal ist, erhältst du die Kraft, dich mehr von ihm abzugrenzen. Du nimmst nicht mehr alles was er sagt oder tut für bahre Münze und lässt nicht alles ungefiltert in dein Herz und deinen Verstand. So hast du den Prozess der Ablösung schon angetreten.

Durch dein Überdenken wirst du erkennen, dass er eigentlich gar nicht die starke und selbstsichere Person ist, die er nach außen hin vorgibt zu sein. Indem du dich über das Thema Narzissmus informiert und ihn beobachtet hast, wirst du gemerkt haben, dass er innerlich eigentlich klein, schwach und bedürftig ist. Gerade weil er keine innere Stärke besitzt und sich selbst nichts Gutes entgegenbringen kann, braucht er schließlich so viel Bestätigung und Zuwendung von außen und muss sich ständig vergewissern, dass auch niemand vergisst, dass er toll ist.

Ihn gedanklich von seinem hohen Thron herunterzustoßen, wird dir helfen mit der Situation umzugehen. Du wirst dich sicherer ihm gegenüber fühlen und die Möglichkeit haben, besser auf dich hören, dich ernst zu nehmen und seine Fehler zu entlarven. Diese Erkenntnis wird dich dafür bereit machen sich schließlich ganz von ihm zu lösen, indem du dich von ihm und eurer Beziehung trennst und sie wird dich stärken, für das was damit auf dich zukommt.

So wie der Narzisst in eurer Beziehung reagiert hat, wenn etwas nicht so lief, wie er es wollte, wird er nämlich auch reagieren, wenn du dich nun trennen möchtest. Er kann nicht hinnehmen, dass ihn jemand zurückweist, dass hält sein Ego nicht aus. Für ihn ist er die absolute Perfektion, eine Trennung durch dich kommt einer Schande gleich. Er wird dich als undankbar bezeichnen und dir die Schuld in die Schuhe schieben. Angeblich zerstörst du damit eure wertvolle Beziehung und wie kannst du ihm das nur antun?!

36. Wirkt er auf außenstehende Personen manchmal eigenartig?

37. Ist dir schon einmal aufgefallen, dass dein Partner andere ausgenutzt hat?

38. Ist es deinem Partner sehr wichtig, eigenständig, stark und sogar mächtig zu erscheinen?

39. Muss dein Partner immer im Mittelpunkt stehen?

40. Gönnt dein Partner anderen Erfolg nicht und kann nicht mit ansehen, wie es ihnen gut geht?

41. Legt er großen Wert darauf, was andere von ihm halten und, dass sie ihn gut finden?

42. Spielt dein Partner nach außen hin vor, dass bei ihm alles perfekt läuft?

43. Wunderst du dich manchmal über die Wertvorstellung deines Partners?

44. Falls du dich einmal von deinem Partner getrennt haben solltest, wie hat er reagiert? Ist er total durchgedreht und hat sich verhalten, als wärst du sein Besitz? War er extrem wütend auf dich und gestand dir keinerlei Rechte ein?

45. Schafft es dein Partner stets geschickt, das Gespräch auf ihn zu lenken?

46. Ist dein Partner herrschsüchtig und extrem eifersüchtig?

47. Hilft dir dein Partner nur, wenn das Ergebnis auch ihm zu Gute kommt?

48. Hast du das Gefühl, dich nicht auf deinen Partner verlassen zu können?

49. Fühlst du dich oft weit weg von deinem Partner?

50. Hast du den Eindruck, er wäre kalt?

51. Fühlst du dich oft ungeliebt von deinem Partner und wünschtest dir, er würde dir mehr Zuneigung zeigen?

52. Wenn du die Verbundenheit anderer Paare siehst, wünschst du dir das auch, aber weißt, dass das mit deinem Partner nicht möglich zu sein scheint?

53. Verhält sich dein Partner dir gegenüber anders, wenn andere dabei sind, um gut dazustehen?

54. Lässt dein Partner dich im Stich, auch wenn du ihn sehr brauchen würdest?

55. Nutzt er dich aus?

56. Fühlst du dich schuldig, wenn es deinem Partner schlecht geht?

57. Versuchst du alles, damit es deinem Partner gut geht, aber könntest das von ihm nie erwarten?

58. Hat dein Partner viele Vorurteile und lehnt Leute schnell ab, auch wegen Kleinigkeiten?

59. Interessiert sich dein Partner nicht für dich?

60. Kann sich dein Partner schlecht in dich oder andere hineinversetzen?

61. Ist es für deinen Partner unmöglich, sich vorzustellen, wie du bei etwas fühlst?

62. Sieht und akzeptiert dich dein Partner nicht als eigenständige Persönlichkeit?

63. Ist dein Partner mehr darauf bedacht, was dein Verhalten bei ihm auslöst, als zu überlegen, was du ihm damit sagen möchtest?

64. Linkt dich dein Partner und spielt dir falsche Tatsachen vor?

65. Ist er sehr launisch und du weißt nie, wie er im nächsten Moment drauf sein wird?

66. Hast du das Gefühl, dein Partner mit Samthandschuhen anfassen zu müssen, damit er nicht ausflippt?

67. Macht er aus allem einen Wettkampf und muss immer der Beste in allem sein?

68. Möchte dein Partner stets seinen Kopf durchsetzen und hält es nicht aus, wenn er nicht bekommt, was er möchte?

69. Wirft dir dein Partner oft unfaire Ausdrücke an den Kopf?

70. Macht er dich verantwortlich, wenn er einen schlechten Tag hat?

* * *

Wie gefährlich es tatsächlich sein kann, sich auf einen Narzissten einzulassen, zeigen die Dinge, die sie ihrer „Liebe“ täglich an den Kopf werfen.

Den meisten ist bekannt wie selbstsüchtig und egoistisch Narzissten denken und handeln. Sie sind berüchtigt dafür, sich selbst stets in den Mittelpunkt zu stellen und andere, besonders die, die ihnen nahe stehen, schlecht zu machen. Wie gefährlich es tatsächlich sein kann, sich auf einen Narzissten einzulassen, zeigen die Dinge, die sie ihrer „Liebe“ täglich an den Kopf werfen.

Sie beleidigen dich aufs Übelste

Narzissten stellen andere gerne als inkompetent dar, um ihre eigene Unsicherheit zu verbergen. Sie bäumen sich vor dem anderen auf und werfen mit den krassesten Beleidigungen um sich, um sich groß, stark und überlegen zu fühlen. Aussagen wie „Du bist psychisch krank!“, „Du bist ja vollkommen verrückt.“ oder „Du gehörst eingesperrt!“ sind nicht selten. Ihre Beleidigungen übersteigen die Moralvorstellungen von „normalen“ Menschen und oft suchen sich Narzissten die verletzlichsten Stellen des Gegenübers, um ihn richtig tief zu treffen.

Sie verallgemeinern und dramatisieren

Worte wie „immer“ oder „nie“ benutzt der Narzisst besonders gerne. „Nie hörst du mir zu!“, „Immer musst du mir widersprechen.“ oder auch „Alles ist deine Schuld!“, sind Sätze die du von einem Narzissten oft zu hören bekommst. Sie stellen Tatsachen dramatischer dar, als sie sind und sie selbst sind natürlich immer das Opfer in der Geschichte. Du wirst dabei hingestellt, als wärst du ein von Grund auf verdorbener Mensch, der IMMER alles falsch macht.

„Du bist falsch.“

Wobei wir auch schon beim nächsten Punkt sind. Dein narzisstischer Partner wird dich oft darstellen, als wäre mit dir etwas nicht in Ordnung. Entweder du bist nicht schön, schlau, dünn genug oder du stellst dich mal wieder an. Immer wenn ihm etwas nicht in den Kram passt, zögert er nicht dich persönlich anzugreifen und dich klein zu machen. Macht er dich runter und du wehrst dich, hält er dir vor, keinen Spaß zu verstehen und prüde oder humorlos zu sein. Egal warum ihr streitet, immer ist es deine Schuld und du bist falsch, dass ist zumindest seine feste Überzeugung.

„Ich bin immer super und unschuldig.“

Sich selbst sieht der Narzisst natürlich als perfekt an. Er ist nie der Grund für den Streit und wenn du ihn nicht dazu getrieben hättest, wäre es schließlich gar nicht so weit gekommen. Merkst du was? Schon wieder alles deine Schuld. Außerdem gibt er gerne an und erzählt wie toll er doch ist. Er hat mehrere ausgeschmückte Stories parat, darüber wie beruflich erfolgreich und beliebt er doch ist, wie viel Geld er verdient und wie viele Freunde er doch hat. Außerdem lässt er keine Gelegenheit aus, dir zu zeigen, dass er besser und beliebter ist als du. Sein Lieblingswort ist zudem das „ich“. „Ich will …“, „Ich weiß das.“, „Ich bin …“, alles dreht sich immer um ihn und seine Wünsche.

„Du verdienst nichts Besseres.“

Der absolute Lieblingsschachzug des Narzissten ist die Aussage, dass du nie jemand besseren finden wirst, als ihn. „Du wirst dich nie wieder so unsterblich verlieben.“ und „Du hast so jemand Guten wie mich, der dich so sehr liebt, gar nicht verdient, meinst du denn du findest etwas vergleichbar Gutes?!“. Seine Antwort darauf ist klar. Er denkt,

dass er das Beste ist, was dir je hätte passieren können. Hat er doch die Angst, du könntest die Stärke besitzen und ihn verlassen fängt er an zu drohen: „Ich bringe mich um, wenn du mir das antust und du bist dann Schuld daran. Willst du das?!" oder „Dich mache ich fertig. Du hast niemandem, zu dem du gehen kannst. Ich bin alles was du hast."
Narzissten üben eine Gewalt aus, die man von außen oft nicht sehen kann. Die blauen Flecken auf der Seele und die klaffenden Wunden des Herzens sind unsichtbar für die meisten Außenstehenden. Nur ihre Partner wissen, wieviel Kontrolle und Macht solche Menschen mit den Dingen anrichten, die sie aussprechen. Narzissten sind gefährlich und wir sollten uns vor ihnen und dem Schaden, den sie anrichten können, in Acht nehmen!

* * *

5 Mythen und die ganze Wahrheit über Narzissten

Es gibt Menschen, die sich nicht leiden können. Die nicht mögen, wer sie sind und was sie ausmacht. Die es kaum ertragen, in den Spiegel zu sehen. Dann gibt es Menschen, denen geht es gut mit sich selbst. Sie sind mit sich im Reinen und strahlen eine angenehme Ruhe und Gelassenheit aus. Und es gibt Narzissten. Sie gelten als komplett ichbezogen und selbstverliebt. Alles muss sich um sie drehen und sie sind der Mittelpunkt ihres Universums.
Versteht mich nicht falsch, Selbstliebe ist eine sehr wichtige Sache. Es ist sogar äußerst gesund und für ein glückliches Leben unabdingbar, sich zu akzeptieren und anzunehmen, so wie man ist. Sich zu mögen ist quasi der „Schlüssel".

Mythos Nr. 4:
Ein Narzisst ist nicht liebesfähig.

Auch dieser Mythos stimmt zum Teil, ist aber keinesfalls die ganze Wahrheit. Ein Narzisst braucht es, geliebt zu werden. Er ist süchtig danach. Er kann ohne die Liebe einer andern Person nicht leben.
Er ist sogar in einem gewissen Grad beziehungsfähig, und zwar insoweit er bekommt, was er möchte. Er kann sich sehr wohl anstrengen, um zu erreichen, dass die andere Person ihm zugewandt ist und ihn „belohnt".

Aber zu lieben bedeutet, zu geben ohne eine Gegenleistung zu erwarten und das hat der Narzisst nicht verstanden.
Er verwechselt Anerkennung mit Liebe, doch das ist nicht dasselbe. Bekommt er keine Bestätigung mehr von seinem Gegenüber, räumt er das Feld und geht. Wahre Liebe ist aber nicht vom Nehmen abhängig.

Mythos Nr. 5:
Narzissten sehen andere als ihr Opfer an.

Der Narzisst wird nicht mit dem Gedanken in seine nächste Beziehung gehen, dass er seinen Gegenüber die nächsten Monate oder Jahre ausnutzt und danach ausgelaugt zurücklässt. Wir haben gerne das Bild dieses kaltblütigen Monsters in unserer Vorstellung - aber so ist es nicht.

Er setzt sich nicht in den Kopf seine Freundin leiden zu lassen, damit er bekommt, was er will. Er nimmt sich nicht vor, sie zu ignorieren, weil er gerne böse und herzlos ist. Er wird sie nicht schlecht behandeln, weil er es genießt, sie klein zu sehen.
Er ist vielmehr davon überzeugt, dass er es verdient, wie ein Gott auf Erden behandelt zu werden und zwar von jedem und jederzeit.

Widersetzt sich jemand dieser Grundsätzlichkeit in der Welt des Narzissten, kommt ein Zorn in ihm hoch. Er fühlt sich ungerecht behandelt, immerhin ist er überzeugt davon, man müsse ihn verehren. Mit Zurückweisung oder auch nur damit, nicht immer völlig im Mittelpunkt zu stehen, kann er nicht umgehen.
Dann wird er zu einem wahren Unterdrücker und trumpft mit allem auf, was die unfaire Streitführung zu bieten hat: Ignoranz, Demütigung, emotionale Folter und was ihm sonst noch einfällt. Er leidet unter dem Entzug von Aufmerksamkeit und möchte, dass sein Gegenüber das nachempfindet.

Narzissten leben in ihrer eigenen Welt, mit Gedankenkonstrukten und Überzeugungen, die wir, als emphatische Menschen nicht nachvollziehen können. Wir können sie nicht aus eigener Kraft ändern und ihnen unsere Denkweise aufzwingen, sie werden sie nicht verstehen. Ein Narzisst ist, was er ist: Ein schwacher Mensch, mit vielen innerlichen Wunden, deren Schmerz er versucht damit zu kompensieren, andere dazu zu bringen ihm möglichst viel zu geben und dabei möglichst wenig selbst zu tun.

* * *

Liebe Frauen, lasst es nicht so weit mit einem Narzissten kommen, wie ich!

Ich habe meine Seele verschenkt. Ich tat es in vollem Bewusstsein und mit ganzer Hingabe. Ich gab mein Herz einem Mann, dem ich alles geben wollte, was er auch immer begehren sollte. Ich tat es aus Überzeugung, denn meine Gabe, das habe ich mittlerweile erkannt, ist es zu lieben.
Seine war es nicht. Zu spät sah ich, dass mein Traumprinz gar keiner war. Heute denke ich, dass er gar nicht lieben kann. Doch ich sah das damals nicht. Ich war zu sehr damit beschäftigt in ihm den perfekten Mann für meine Zukunft zu sehen.

Hast du schon einmal so sehr geliebt, dass du dir hundertprozentig sicher warst, dass er der Eine ist?

Dass er dieser Kerl ist, der dich eines Tages in einem himmlischen weißen Kleid über die Schwelle tragen wird. Mit dem du Kinder bekommen und ein glückliches Leben, bis dass der Tod euch scheidet, führen würdest?

Ich war mir da ganz sicher. Heute frage ich mich manchmal, ob er sich schon die ganze Zeit so zeigte, wie er wirklich war und ich es durch meine Verliebtheit nur nicht sehen konnte. Ich sah in ihm nur Mister Perfect. Hatte mich die bekannte „rosarote Brille“ so blind gemacht, vor Liebe, dass ich die Wahrheit gar nicht sehen konnte, obwohl sie die ganze Zeit vor mir lag?
Oder hatte er sich am Anfang einfach Mühe gegeben, sein wahres Ich zu verbergen und mir eine zensierte Version vorgespielt? Eine Version, die ich suchte. Einen Gentleman, der mich auf Händen trug

und so zuvorkommend war, wie man es selten bei einem Mann findet. Ein starker Kerl, der mich beschützte und doch auch so sanft und verführerisch sein konnte.

Er war es. Der Eine unter Tausenden. Da war ich mir so sicher.

Anfangs fühlte ich mich wie auf Wolke sieben. Ich schwebte förmlich durch mein Leben und malte mir eine wunderbare Zukunft mit ihm aus. Auch, als sich kleine Widersprüche in seinem Verhalten zeigten, war ich von meinem positiven Denken über ihm nicht abzubringen. Nun erkenne ich, rückblickend, wie er sich nach und nach änderte. In kleinen Häppchen servierte er mir einen Fehltritt nach dem anderen, sodass es mir erst gar nicht auffiel.

Merkte ich, dass da irgendetwas falsch lief, schob ich es anfangs weg und entschuldigte ihn, schließlich wollte ich keinen Streit und ihn lieben wie er war. Als es jedoch zu viel wurde und ich ihn auf die Ungerechtigkeiten, die er mir entgegenbrachte, ansprach, schaffte er es, die Dinge immer so hinzustellen, dass ich mich schuldig fühlte. Betreten zog ich mich zurück und glaubte schließlich immer weniger an mich und meine Wahrnehmung.

Ich unterdrückte meine Gefühle und mein Leid. Ich nahm mich selbst nicht mehr war. Ich wurde kleiner und kleiner und hatte irgendwann das Gefühl verschwunden zu sein.

Mit einer Menge Kraft und Reflexion, Hilfe von Freunden, die mich nicht fallen ließen und mir zeigten, dass ich nicht verkehrt sondern genau richtig war, so wie ich war, fasste ich irgendwann den Mut und die Stärke das alles klar zu erkennen und dem eine Ende zu setzen.

Es hat mich so viel Kraft gekostet, mich wieder in mein Leben zurück zu kämpfen. Aber es hätte mich noch viel mehr gekostet, bei ihm zu bleiben.
Ich danke heute von Herzen allen, die mich so sehr unterstützt haben und mir halfen, den Glauben an mich zurückzugewinnen. Ich erkannte spät, aber ich sah es dann umso klarer. Manchmal dauert es einige Zeit, aber es ist nie zu spät etwas zu ändern!
Auf keinen Fall sollte irgendjemand an einer Beziehung festhalten, nur weil er Angst hat. Denn Angst ist nicht der Klebstoff, der eine Verbindung zwischen zwei Menschen zusammenhalten sollte. Liebe und Annahme sind es.

* * *

10 Anzeichen dafür, dass du dein altes Leben mit deinem narzisstischen Ex hinter dir gelassen hast

Wenn du es endlich aus einer giftigen Beziehung mit einem Narzissten geschafft hast, merkst du, dass deine ganze Welt Kopf steht. Die Zeit mit ihm hat alles für dich verändert und du siehst die Dinge, nun da du all das Schreckliche überwunden hast, mit anderen Augen. Zehn Dinge sind bei dir jetzt anders, als bei Menschen, die sich nicht aus einer narzisstischen Beziehung kämpfen mussten.

1. Du bist stärker als je zuvor.
Die Zeit mit einem Narzissten hat alles von dir abverlangt und du warst an deinem Tiefpunkt. Nun, da du dich mit eigener Kraft hinaus gekämpft hast, bist du stark und unaufhaltsam geworden. Niemand stellt sich dir mehr in den Weg ohne es zu bereuen.

2. Du fällst nicht mehr auf ihn rein.

Lange genug warst du abhängig von deinem Ex und hast einiges über dich ergehen lassen. Das passiert dir nicht mehr, denn nun bist du schlauer geworden. Du hast aus seinem Verhalten und den Wunden, die daraus bei dir entstanden sind, gelernt und das Wichtigste: Du hast ein für alle Mal genug von ihm!

3. Du erkennst Falschheit sofort.

Durch deine Erfahrung mit einem narzisstischen Ex-Partner bist du nun eine Meisterin darin, Lügen und Intrigen zu durchschauen. Du bist nicht mehr so naiv und glaubst jedem alles, sondern du achtest auch Unstimmigkeiten und hast ein Gespür dafür bekommen, was sich wahr anfühlt und was ernst gemeint ist.

4. Du lässt dich nicht mehr ausnutzen.

Das ist dir schließlich schon einmal passiert und du weißt, wo das hinführt. Jetzt passt du ganz genau auf und weißt, wo deine Grenzen sind. Du weißt, wer deine Freunde sind und wer nicht. Und du weißt, was für dich okay ist und was gar nicht geht. Nie mehr wirst du auf jemanden wie deinen Ex reinfallen.

5. Du weißt wer du bist.

Dein Ex war stark, er hat dir alles genommen. Vor allem dich selbst. Du musstest viel Arbeit investieren, bevor du überhaupt wieder wusstest, wer du bist. Das nimmt dir niemand mehr. Du hast eine sichere Substanz im Inneren und weißt ganz genau wer du bist, wer zu dir gehört und was du willst.

6. Du kennst deinen Wert.
Du bist schon einmal an eine Person geraten, die dich nicht geschätzt hat. Du hast lange gebraucht um dir deine Kraft zurückzuholen. Jetzt erstrahlst du neu und hast erkannt, wie schön du bist und das so etwas niemals wieder jemand mit dir machen darf.

7. Du fühlst dich lebendiger denn je.
Du schätzt das Leben in Freiheit ganz neu und liebst es, endlich die Dinge tun zu können, für die du gemacht bist und die dir unendlich viel Freude bereiten, ohne dass ständig jemand an dir rumnörgelt oder dir Dinge schlecht redet. Du bist erfüllt von neuer Energie.

8. Du gibst einen F* auf seine Angelegenheiten.**
Er ist dir mittlerweile vollkommen egal geworden, genauso was er so treibt oder wen er jetzt zu Grunde richtet. Du konzentrierst dich auf dein Leben und willst einfach gar nichts mehr von ihm wissen.

9. Du bist erfolgreich.
Da du dich nun den Dingen zuwendest, die dir entsprechen und ein Leben führst, das dich erfüllt, erlebst du immer mehr Erfolge. Du bist auf der Überholspur und alles geht plötzlich viel leichter.

10. Du schaust nicht mehr trauernd zurück.
Du hast abgeschlossen. Die schreckliche Vergangenheit liegt hinter dir und du hast deinen Frieden mit den Dingen geschlossen, die damals passiert sind. Wenn du zurück schaust, dann bist du froh über deine Entwicklung und stolz auf dich.

* * *

In 27 Schritten läuft die Beziehung eines Empathen und eines Narzissten ab:

Wenn du ein Empath bist, fühlst du intensiv und bist empfindsam. Du fühlst dich in andere ein und sie beeinflussen dich oft auch ohne dass du es merkst. Narzissten sind so ziemlich das Gegenteil davon. Ein Narzisst ist total auf sich selbst bezogen und interessiert sich nicht für andere. Was passiert, wenn diese zwei Menschen eine Beziehung eingehen, zeigen die nächsten 27 Schritte.

Der Anfang

1. Der Empath und der Narzisst gehen eine Beziehung ein. Der Empath ist überglücklich, jemanden zu haben, dem er seine Zuneigung schenken kann. Die Nähe des Narzissten reicht ihm vollkommen aus, dass er sich total verliebt und erfüllt fühlt. Der Narzisst tut dagegen wenig, um dem Empathen zu zeigen, dass er ihn liebt, aber das merkt der Empath nicht.

2. Die Liebe und die Verbindung wird stärker - zumindest glaubt das der Empath. Er beginnt, sich voll und ganz in die Beziehung zu geben.

3. Die völlige Hingabe des Empathen ist genau das, was der Narzisst erreichen will. Er tut alles, um die Kontrolle zu haben. Er spielt dem Empathen vor, dass sie eine unzerstörbare Beziehung haben, die er genau so sehr möchte, wie der Empath. Aber das ist nur gespielt.

Die Illusion

4. Nun fängt der Narzisst an, den Empathen „klein“ zu machen. Er kritisiert ihn. Anfangs nur ganz leicht und harmlos, indem er im

vermittelt, „er wolle ihn ja nicht verletzen, aber …“. Der Narzisst hat immer mehr auszusetzen und gibt dem Empathen das Gefühl, er könne nichts richtig machen.

5. Der Empath glaubt, dass er nicht viel zustande bringt und froh sein kann, den Narzissten zu haben. So wird er immer abhängiger vom Narzissten.

6. Der Narzisst übernimmt nun jede Entscheidung und bestimmt alles. Er hat die völlige Kontrolle über die Beziehung.

7. Der Empath wird weiterhin sehr einfühlsam sein und alles für den Narzissten tun, denn er sieht nicht, was dieser mit ihm macht. Alles dreht sich für den Empathen nur um den Narzissten und er empfindet es als seine Hauptaufgabe diesen glücklich zu machen, für ihn da zu sein und ihm jeden Wunsch von den Lippen abzulesen.

8. Der Narzisst verstärkt das, indem er den Empathen manipuliert und sich darstellt, als bräuchte er noch mehr Zuwendung, worauf der Empath natürlich gerne eingeht.

9. Der Empath wird dem Narzissten aber nie mit seiner Liebe helfen können. Das weiß er nur leider nicht. Die tiefen Verletzungen im Inneren des Narzissten werden durch das hingebungsvolle Herz des Empathen nicht geheilt werden können.

10. Der Empath wird immer „kleiner“ und steckt seine eigenen Bedürfnisse zurück. Er möchte dem Narzissten helfen und ihn glücklich machen und versucht deswegen alles zu tun, was der Narzisst möchte.

11. Der Narzisst wird so immer noch mächtiger in der Beziehung.

Die zweite Illusion

12. Der Empath wird zunehmend unglücklicher und erwacht schließlich irgendwann. Er bemerkt, dass er seine Bedürfnisse komplett zurück gesteckt hat und wie sehr ihn das belastet. Er redet darüber mit dem Narzissten.

13. Das stößt dem Narzissten sauer auf. Er gibt dem Empathen das Gefühl, nicht richtig zu sein oder zu übertreiben. Er versucht den Empathen runterzumachen, um wieder die Macht zu erlangen.

14. Diese Situation ist für den Empathen fast nicht auszuhalten. Er fühlt sich nun unglaublich schuldig und als wäre er wertlos, weil er dem Narzissten so ungerecht gegenüber war, so denkt er zumindest.

15. So wird der Empath ein zweites Mal illusioniert und ausgenutzt, ohne dass er es merkt.

16. Der Empath wird nie Erfolg damit haben, mit dem Narzissten ein Gespräch über seine Gefühle zu führen. Immer endet es damit, dass der Empath sich schuldig fühlt und der Narzisst ihm vermittelt, dass er alleine Recht hat.

17. Das zerstört den Empathen langsam aber sicher. Er fühlt sich unsicher und als wäre er nicht „richtig“. Es breitet sich ein tiefer Schmerz in ihm aus, der nicht so schnell wieder verschwinden wird.

Das Erwachen

18. Irgendwann erkennt der Empath, dass der Narzisst seine Liebe nicht verdient hat und dass sein ganzer Aufwand dem Narzissten nicht helfen wird. Er wird lernen nicht jedem zu vertrauen.

19. Langsam geht dem Empathen ein Licht auf, dass der Narzisst sich nie ändern wird und dass es nur immer schlimmer wird.

20. Und er sieht ein, dass er die Vorstellung, dem Narzissten helfen zu können, loslassen muss, damit beide ihre eigenen Wege gehen können.

21. Der Empath bemerkt, dass er derjenige ist, den die Beziehung zerstört hat und dass er sich jetzt selber helfen muss.

Der Schlussstrich

22. Der Empath beendet, schweren Herzens, die Beziehung und bleibt gebrochen zurück.

23. Für den Narzissten ist es, als wenn nichts gewesen wäre und schnell hat er die Beziehung hinter sich gelassen und auch alles, was der Empath ihm Wertvolles entgegen gebracht hat.

24. Für den Empathen wird es nicht so einfach sein, damit abzuschließen, aber mit viel Selbstreflexion und harter Arbeit an sich, kann er lernen, sich wieder anzunehmen und das Vergangene zu akzeptieren.

25. Der Narzisst geht seinen Weg weiter und wird schnell wieder jemanden finden, den er verführen und manipulieren kann. Er hat sich nicht ein Bisschen verändert.

26. Der Empath hingegen wird durch diese Erfahrung wachsen, stärker werden und gelernt haben, zweimal hinzusehen, wem er sein Herz schenkt.

27. Man sagt, dass Empathen die „Heiler der Nation“ seien. Das „Helfen“ ist in sie hineingelegt und ihre Lebensaufgabe. Mit ihrem guten Herz und ihrer hingebungsvollen Liebe bringen sie etwas sehr Wertvolles in unsere Welt. Ein Narzisst wird das nicht vollkommen zerstören können. Aber er wird es auch nie zu schätzen wissen.

* * *

Empath und Narzisst: Warum diese Beziehung zum Scheitern verurteilt ist.

Es gibt in Beziehungen wohl keine schlimmere Kombination als die eines Empathen mit einem Narzissten. Und trotzdem fühlen sich viele empathisch veranlagte Menschen geradezu magisch zu Narzissten, weshalb diese auch deren bevorzugte Opfer sind. Und in die Opferrolle werden Empathen – die eigentlich sehr starke Menschen sind – auch immer wieder gedrängt. Denn während sich ein Empath, der sich verliebt, nach der großen, ewigen Liebe sehnt, liebt der Narzisst im Grunde nur sich selbst. Das heißt: Der Empath zeigt seine Liebe und macht alles für die Beziehung. Vom Narzissten kommt dagegen nichts zurück. Das hat einige gute Gründe und es gibt auch typische Dinge, die im Zusammenleben dieser unterschiedlichen Persönlichkeiten geschehen.

Warum sind Empathen für Narzissten so anziehend?

Charakteristisch für alle Empathen sind gewisse Eigenschaften, die diesen Persönlichkeitstyp für Narzissten so anziehend macht. Das sind:

Vertrauen
Empathen haben ein offenes Herz und vertrauen dem Menschen, den sie lieben, bedingungslos. Ein Narzisst weiß aber sehr wohl, wie er mit dem Partner umgehen muss, damit dieser sich bei ihm geborgen fühlt. Der Partner vertraut ihm jedoch bedingungslos. Woraufhin der Narzisst hinter dem Rücken des Partners immer wieder Dinge macht, die diesen verletzen. Der Narzisst schafft es aber immer wieder, das Vertrauen des Partners zurückzugewinnen. Der Empath befindet sich also in einem Teufelskreis, der sich über Jahre und Jahrzehnte hinziehen kann.

Ehrlichkeit
Empathen zeichnen sich durch absolute Ehrlichkeit in allen Lebenslagen aus. Narzissten hingegen sind nur insoweit ehrlich, als sie einen Nutzen davon für sich haben. Für den Narzissten ist die Ehrlichkeit des Empathen eine Schwäche, die er auch gnadenlos ausnutzt.

Anstand
Empathen sind gutmütig und anständig, weshalb sie auch besonders anfällig für die Schmeicheleien eines Narzissten sind. Die Komplimente und Geschenke sieht der Narzisst dagegen nur als Bestechungsgeld an, um den Empathen an sich zu binden.

Treue
Weil Empathen ein hohes Ideal vom Begriff Treue haben, ist sich der Narzisst sicher, dass der Partner stets bei ihm bleiben wird. Ganz gleich, wie oft der Narzisst seinen Partner verletzt.

Der Wunsch nach Verständnis und Hilfe
Der Empath möchte verstehen, warum der Narzisst so ist, wie er ist und macht sich dabei auch auf die Suche nach möglichen Ursachen. Der Empath möchte dem Narzissten also helfen und hegt die Hoffnung, dass

sich die zwischenmenschliche Beziehung im Lauf der Zeit verbessern wird. Das wird sich jedoch nicht ändern, weil der Narzisst auch diese Eigenschaften bestens für seine Zwecke ausnutzt.
Die typische Charaktereigenschaft eines Narzissten hingegen besteht darin, dass er andere manipulieren und gegebenenfalls auch niedermachen möchte. Empathen hingegen wissen oft nicht, worauf sie sich einlassen, wenn sie eine Beziehung mit einem Narzissten eingehen.

Typische Dinge in einer Beziehung zwischen Empath und Narzisst

1. Weil der Narzisst dem Empathen ein Gefühl von Geborgenheit vermittelt, spürt dieser zwangsläufig eine starke Verbindung zum Partner. Selbst wenn der Narzisst diese Gefühle nicht erwidert und nicht im geringsten zeigt, dass er für den Partner etwas empfindet.

2. Ein Empath liebt die Liebe und genießt es, wenn sich der Partner gut fühlt. Allerdings hat der Empath dadurch ein Problem: Je mehr Fürsorge und Liebe er dem Partner entgegen bringt, umso größer ist dessen Kontrolle und Macht über den Empathen.

3. Zunächst vermittelt der Narzisst entgegen der tatsächlichen Realität das Gefühl einer funktionierenden Beziehung. Allerdings dreht er jedes Gespräch so, dass es sich ausschließlich um ihn statt um das Paar oder gar den Partner dreht.

4. Schließlich beginnen die Manipulationen durch den Narzissten, bis im Partner starke Selbstzweifel erwachsen. Das macht er im Gespräch mit klassischen Sätzen wie „Das bildest du dir ein“.

5. Nachdem die mentale Stabilität des Partners geschwächt ist, hat

der Narzisst die Kontrolle über die Beziehung und das zeigt er auch: Er vermittelt dem Empathen, dass dieser in allen Lebenslagen auf ihn angewiesen ist und ihn kein anderer Mensch mögen würde.

6. Durch die Kontrolle und die Manipulationen entstehen beim Empathen in vielen Fällen Angst und Depressionen. Dadurch wiederum wird das Gefühl verstärkt, dass jener den Partner braucht, um sich gut zu fühlen. Das ganze Leben des Empathen dreht sich also nur noch um den Narzissten.

7. Der Narzisst greift den Empathen und dessen persönliche Realität kontinuierlich mit Worten und Taten an. Nicht selten verliert der Empath daraufhin seine Lebensfreude und die gewohnte Normalität. Weil angeblich alles, was er macht, falsch sein soll, fühlt er sich wertlos und unzulänglich.

8. Die Belastungsgrenze ist schließlich erreicht, wenn der Empath gewissermaßen eine andere Person geworden ist und ihre Persönlichkeit von Freunden und Familienmitgliedern nicht mehr erkannt wird.

9. Weil der Empath allmählich registriert, dass seine Bedürfnisse völlig vernachlässigt werden, kommt es schließlich zu Konflikten. Der Grund: Der Empath fordert seine Bedürfnisse ein was der Narzisst jedoch als egoistisch abtut.

10. Schließlich zerbricht die Beziehung, worunter vor allem der Empath leidet. Er gibt sich selbst die Schuld am Scheitern der Beziehung und glaubt, er habe versagt. Denn all die Manipulationen des Narzissten sind zumindest noch im Unterbewusstsein vorhanden. Dies erkennt der Empath aber erst nach einer gewissen Leidensphase.

11. Während der Empath einsieht, dass seine Seele in der Beziehung beschädigt wurde, ist dies nicht der Fall. Der Empath kann also im Lauf der Zeit seine Wunden heilen lassen, während der Narzisst schon längst auf der Suche nach einem neuen Opfer ist oder schon eines gefunden hat.

Fazit: Eine Beziehung zwischen einem Empathen und einem Narzissten ist im Grunde schon zum Scheitern verurteilt, bevor sie überhaupt begonnen hat. Empathisch veranlagte Menschen sind also besser beraten, einen großen Bogen um Narzissten zu machen und sich erst gar nicht auf eine engere Beziehung einzulassen.

* * *

Mit diesen fiesen Tricks arbeiten Narzissten.

Wer kennt sie nicht, diese Art von Menschen? Sie sind – oft übertrieben – selbstbewusst, mutig und dominieren sofort jeden Raum, den sie betreten. Sie halten sich selbst für absolut grandios und lassen jeden anderen ihre eigene Dominanz natürlich auch spüren. Sehr oft konzentrieren sie sich stark auf ihr äußeres und sind eitel. So mancher von diesen Menschen – die Rede ist von Narzissten – ist aber auch äußerst unhöflich und geht sofort auf Angriff, falls es jemand auch nur wagt, deren Überlegenheit auch nur in Frage zu stellen.

Offene Narzissten lassen sich glücklicherweise meist sehr leicht zu durchschauen, sodass du ihnen problemlos aus dem Weg gehen kannst. Etwas anders sieht die Situation bei den sogenannten verdeckten

Narzissten aus. Diese wirken nach außen hin oft introvertiert, vielleicht sogar schüchtern, erscheinen gegenüber ihrer Umwelt als bescheiden und zeigen nicht selten sogar ein großes Herz. Genau diese Eigenschaften machen es ihnen umso leichter, dich zu verführen, weil sie sympathisch und liebevoll wirken.

In die Falle gegangen

Hinter ihren ruhigen und sensiblen Fassade verbirgt sich jedoch das Gefühl tiefer Verachtung gegenüber ihren Mitmenschen. Für dich als Opfer sind diese Charakteristika jedoch noch schädlicher, als wenn du auf einen offenen Narzissten hereingefallen bist, weil dich diese erschreckende Erfahrung nicht selten sogar traumatisieren kann. Denn ein verdeckter Narzisst geht mit einer wohl durchdachten Taktik vor: Er will sein Opfer nämlich auf eine versteckte Art erniedrigen, weshalb der Missbrauch und die Manipulationen nicht unbedingt offensichtlich sind. Wenn du auf einen verdeckten Narzissten hereingefallen bist, wirst du psychischer Gewalt also völlig unvermutet ausgesetzt.

Typische Manipulationstechniken eines verdeckten Narzissten

Ein verdeckter Narzisst erniedrigt sein Gegenüber, wenn er sich durch eine Person, die er möglicherweise begehrt, in seinem Status, in den Leistungen oder durch andere Eigenschaften bedroht sieht. Zunächst einmal will der verdeckte Narzisst sein Opfer vom Sockel stoßen, zugleich bietet er ihm aber die Möglichkeit, wieder aufzusteigen. Zunächst einmal macht er deshalb ein vermeintlich süßes Kompliment, schiebt aber direkt und unmittelbar eine Erniedrigung hinterher.
Oder aber er beleidigt sein Opfer durch Kritik und schiebt dann ein Kompliment nach. Du bist hier als Opfer natürlich erst einmal komplett

irritiert. Der verdeckte Narzisst verpackt seine Kritik also so, dass sie berechtigt erscheint. Langfristig erreicht der Narzisst damit, dass ihn sein Opfer irgendwann für jede einzelne Handlung um Erlaubnis fragt. Auch gemischte Nachrichten sind für einen verdeckten Narzissten nicht untypisch. In diesem Fall spricht er scheinbar harmlose Worte mit einem bedrohlichen Unterton aus oder auf deine Kosten einen scheinbaren humorvollen Witz macht, wobei sein Blick pure Verachtung ausdrückt.

Logischerweise wird der verdeckte Narzisst abstreiten, dass er negative Absichten verfolgt. Als Opfer musst du dir jedoch darüber im Klaren sein, dass der Narzisst mit seinem Verhalten stets schlechte Absichten verfolgt. Sehr oft benutzen verdeckte Narzissten auch eine Art kodierter Sprache. So ist es durchaus möglich, dass er dich vor deinen Freunden erniedrigt, indem er etwas ins Lächerliche zieht, von dem er weiß, dass du empfindlich darauf reagierst. Deine Freunde wissen das aber nicht unbedingt.

Sobald du einem verdeckten Narzissten vertraust, wirst du mit ihm sicherlich auch über deine Schwächen reden. Das wiederum nutzt der Narzisst gnadenlos aus, um dich bei jeder sich bietenden Gelegenheit zu erniedrigen. Zudem provoziert er damit Reaktionen von dir, die einem außenstehenden Beobachter als völlig übertrieben erscheinen. Er selbst steht dann natürlich als unschuldig dar, obwohl er deine überzogene Reaktion überhaupt erst provoziert hat.

Warum machen Narzissten das?

Im Grunde reagieren verdeckte Narzissten lediglich auf die Unsicherheit ihres Opfers. Du bemerkst als Opfer vermutlich nicht einmal, dass er der eigentliche Täter ist. Du siehst also auch keine Möglichkeit, um der Beziehung ein Ende zu setzen. Das geht so weit, dass du irgendwann anfängst, deinen Realitätssinn zu verlieren und den Lügen des Narzissten glaubst. Dann hat er sein eigentliches Ziel erreicht, weil er für dich eine völlig verzerrte Realität geschaffen hat, in der du voll und ganz von ihm abhängig bist.

Wie solltest du dagegen vorgehen?

Steckst du in einer Situation wie beschrieben, solltest du keinesfalls darauf eingehen, wenn der Narzisst dich kritisiert. Ruf dir besser in Erinnerung, was du selbst schon geleistet hast und beende das Gespräch auf dem schnellsten Weg. Denn wenn du auf eine Erniedrigung emotional reagierst, wird der Narzisst die Information, die Du ihm damit übermittelst, für eine erneute Provokation ausnutzen. Reagierst du in der Öffentlichkeit auf seine Provokationen, kannst du sogar davon ausgehen, dass er diese Reaktion als „Beweis" dafür anführen wird, dass du instabil bist. Verhalte dich in diesem Fall also lieber ruhig und besprich die offensichtlichen Probleme mit dem Narzissten besser privat.

Wenn Situationen verwirren

Zwar hat der verdeckte Narzisst versucht, dich niederzumachen. Jedoch wird er das Abstreiten und dich von dieser Tatsache ablenken. Er wird alles machen, damit dir das Geschehen erst gar nicht bewusst wird. Er will dich also verwirren, weil er davon ablenken möchte, dass er danach bestrebt ist, Macht und Kontrolle über dich zu erlangen.
Der verdeckte Narzisst will also von seinem eigenen Verhalten ablenken und deine Aufmerksamkeit auf dein eigenes Verhalten lenken wollen. Beispielsweise, indem er zunächst einen harten Kommentar, gefolgt von einem Kompliment, ablässt. Dadurch, dass der Narzisst

ständig zwischen Vergnügen und Schmerz pendelt, verbirgt er die Tatsache, dass er dir ständig die Schuld zuschiebt. Konfrontierst du ihn mit seinem Verhalten, wird er vermutlich sehr schnell das Gesprächsthema wechseln. Betrachte nicht die Situation im Augenblick, sondern das langfristige Verhalten des Narzissten. Dies ist sehr viel aufschlussreicher, weil im Augenblick ohnehin nur Widersprüche vorherrschen. Will der Narzisst vom Gesprächsthema ablenken, wiederhole einfach die Tatsachen und gibt ihm keine Chance dazu, dich erneut zu missbrauchen.

Deine Erfolge zählen nicht?

Sobald du etwas erreicht hast, worauf du stolz bist, lenkt der Narzisst die Aufmerksamkeit auf etwas völlig Unwichtiges. Damit will er deinen Erfolg minimieren. Doch genau diese Taktik kann dir auch dabei helfen, zu erkennen, ob sich in deinem Umfeld ein Narzisst befindet. Denn andere Menschen gratulieren dir, wenn du einen Erfolg feiern kannst, von einem Narzissten hingegen kannst du allenfalls ein vergiftetes Kompliment erwarten. Der verdeckte Narzisst macht das allerdings aus einem guten Grund: Er will damit die Unstimmigkeit, die zwischen seinem wahren Selbst und dem falschen Selbstverständnis besteht, aus dem Weg räumen.

Du solltest dich besser erst gar nicht auf den Neid des Narzissten einlassen, sondern auf jene Menschen konzentrieren, die dir guttun. Diese Taktik der Minimierung ist nämlich im Grunde nur das Eingeständnis eines Narzissten über seine eigene Unzulänglichkeit. Er fühlt sich von dir bedroht und kaschiert dies mit einem falschen Überlegenheitsgefühl. Am einfachsten nimmst du einem Narzissten also durch Selbstbestätigung und Selbstliebe den Wind aus den Segeln.

* * *

Der Ursprung der zerstörerischen Beziehung mit einem Narzissten: *Die Sage von Narziss und Echo*

In einer alten griechischen Sage ist beschrieben, wie der Narzissmus laut diesem Mythos entstand und welche Rolle sein Partner dabei trägt. Erfahre die tragische Geschichte des Schönlings Narziss und seiner Bewunderin Echo.

Narziss, der Eingebildete

Im alten Griechenland bekam eine junge Frau ein Kind. Sie nannte es Narziss. Nach seiner Geburt sagte ihr ein Wahrsager voraus, dass das Kind glücklich und lange leben würde, allerdings nur so lange, bis es sich selbst erkennen würde. Das machte der Mutter Angst und von diesem Moment an behütete sie ihr Kind und ließ es nicht aus den Augen. Sie las ihm jeden Wunsch von den Augen ab und verwöhnte Narziss nach Strich und Faden. Narziss wurde zu einem wunderschönen jungen Mann und da er so sehr verwöhnt worden war, war er unglaublich eingebildet und eitel. Viele Menschen wurden auf ihn aufmerksam und lagen ihm zu Füßen. Er hatte unzählige Verehrerinnen, doch keine war gut genug für ihn. Er ließ alle eiskalt abblitzen.

Echo, die Gestrafte

Eines Tages traf er auf Echo, eine schöne Nymphe, die früher damit bestraft worden war, nur noch nachreden zu können was ihr gegenüber sagte. Auch sie verliebte sich augenblicklich und unsterblich in Narziss. Doch sie war schüchtern und so verfolgte sie Narziss eines Tages bei seinem Spaziergang durch den Wald, wobei sie sich in Büschen versteckte. Als Narziss sie hörte, fragte er: „Ist jemand hier?“ Die arme

Nymphe, die nur nachsagen konnte, antwortete: „Hier, hier." So stellte er ihr ein paar Fragen, die sie nur wiederholen konnte. Schlussendlich traute sie sich dann den Busch zu verfassen.
Aber als Narziss Echo sah, verlor er das Interesse und ließ auch sie links liegen. Echo war daraufhin zutiefst gekränkt und zog sich in eine Höhle zurück, die sie nie mehr verlassen würde. Ihre unerfüllte Liebe zu Narziss ließ sie langsam verhungern, bis nichts mehr von ihr übrig war, als ihre Stimme. Noch heute kennen wir sie als das „Echo".

Narziss Strafe

Für das, was er Echo angetan hatte, wurde Narziss von den Göttern bestraft: Er sollte sich von nun an auch so sehr nach einer Liebe verzehren, die er nicht bekommen konnte, wie es Echo und all die andern wegen ihm getan hatten, sodass auch er einen langsamen Tod aus Liebeskummer sterben würde.
Als Narziss daraufhin an einem Ufer vorbei ging und dabei sein Spiegelbild entdeckte, verliebte er sich in es. Er versuchte es zu umarmen, aber es gelang ihm nicht, denn es war nur ein Bild im Wasser. Voller Liebe verbrachte er von da an Tag und Nacht am Ufer und schaute verliebt in sein Spiegelbild. Aber da er es nie erreichen konnte, um es zu lieben, wurde er voll Kummer und aß nichts mehr. So starb auch er an seiner unerfüllten Liebe und die Prophezeiung des Wahrsagers hatte sich erfüllt.

Die Bedeutung der Sage

Die Beziehung zwischen einem Narzissten und seinem Partner verläuft ähnlich tragisch, wie die Sage von Narziss und Echo.

Narziss und das Bild des Narzissten

Narziss, der eingebildete Jüngling, wurde verzogen, er hat eine überhöhte Vorstellung von sich selbst und von dem, was ihm zusteht. Kein Mensch ist ihm gut genug, denn er denkt, dass er zu perfekt wäre, für all die anderen fehlbaren Menschen. Ihn interessieren die Gefühle anderer nicht, wenn er sie verletzt. Denn er sieht nur sich selbst. Schlussendlich schaufelt er sich sein eigenes Grab, durch seine übertriebene Liebe zu sich selbst.

Auch ein Narzisst verhält sich so: Er interessiert sich nur für sich und sein Leben. Andere lässt er links liegen. Ihm sind die Gefühle anderer Menschen egal. Er denkt, dass er der Nabel der Welt ist und dass sich alles um ihn drehen muss. Deshalb behandelt er andere wie Fußabtreter. Er benutzt sie und wirft sie dann weg, wenn er sie nicht mehr brauchen kann. Im Grunde ist er aber sehr unglücklich und einsam, denn er spürt eine tiefe Leere in sich. Die aufrichtige Liebe, die ihm fehlt, versucht er durch die Anerkennung anderer zu ersetzen.

Das wird ihm aber nie gelingen. Er wird nie zufrieden sein, denn seine Selbstverliebtheit wird ihm schlussendlich das Genick brechen.

Echo und der unerhörte Partner des Narzissten

Auch der Partner des Narzissten gleicht der Nymphe Echo in dem Mythos. Oft sind die Partner von Narzissten in einer Beziehung mit ihm dem Untergang geweiht. Sie neigen dazu den Narzissten zu erhöhen und ihn als unumstößlichen Helden anzusehen. Alles, was der Narzisst sagt ist für sie richtig und was er tut ist gut. Deshalb reden sie ihm nach dem Mund, so wie Echo in der griechischen Sage.

Nach und nach verlieren sie ihren eigenen Standpunkt und lassen sich ganz von dem Narzissten um den Finger wickeln. Sie glauben ihm alles und verzehren sich nach seiner Liebe. Das kann so lange gehen, bis sie sich ganz aufgelöst haben und ihr Leben nur noch nach ihrem narzisstischen Partner ausrichten.

Die fatale Beziehung des Narzissten und seines Partners

So wie auch Narziss und Echo nie glücklich werden können, werden es auch der Narzisst und sein Partner nicht. Sie sind dazu verdammt für immer zu leiden, solange sie zusammen sind.

Der Narzisst wird niemals sein Glück finden, egal ob mit oder ohne Partner, denn das was er wirklich braucht ist Selbstannahme. Auch wenn er noch so selbstverliebt ist, kann er sich nicht aufrichtig lieben, wie er ist. Würde er sich akzeptieren, müsste er seine Anerkennung nicht aus der ständigen Aufmerksamkeit anderer ziehen. Er wird immer unglücklich bleiben und nie genug bekommen, denn nichts auf der Welt wird seine innere Leere füllen.

Auch der Partner des Narzissten ist auf ewig unglücklich, wenn er bei dem Narzissten bleibt. Er wird sich vom Narzissten immer kleiner machen lassen und sein böses Spiel mitspielen müssen, solange er in der Beziehung überleben möchte. Aber egal, was er auch tut, es wird den Narzissten nie lange zufrieden stellen. Immer wird der Partner das Gefühl haben nicht genug zu sein. Erst, wenn er sich von ihm lossagt, wird sein Leben und sein Herz heilen können.

Die dramatische Geschichte von Narziss und Echo zeigt uns, dass es für eine Beziehung mit einem Narzissten keine Zukunft gibt. Keiner der beiden wird je glücklich werden, wenn sie zusammen sind. Narzisstische Menschen ziehen jeden nach und nach mit hinunter. Vielleicht ist das tragische Ende der Sage auch die einzige Antwort auf eine Beziehung mit einem Narzissten: Sie muss sterben, bevor beide unter gehen.

* * *

7 Warnsignale, um einen Narzissten zu entlarven und 6 Gründe, warum wir sie so oft übersehen

Wenn du dich in einen Narzissten verliebst, wirst du nicht merken, dass er einer ist. Ganz im Gegenteil: Du wirst ihn für einen eleganten, zuvorkommenden und rücksichtsvollen Gentleman halten. Sein wahrer Kern wird dir zuerst verborgen bleiben. Bis er sich irgendwann wirklich zeigt. Aber für viele ist es dann bereits zu spät, weil sie erst, wenn sie schon bis über beide Ohren in den Narzissten verliebt sind aufwachen und bemerken, mit wem sie da eigentlich ihr Leben geteilt haben.
Rückblickend berichten viele Opfer von Narzissten, dass es sehr wohl Anzeichen gab, an denen sie ihn hätten erkennen können. An denen sie gemerkt haben müssten, mit was für einem Monster sie ihr Leben teilten und wie geschickt er sie versuchte zu manipulieren, um sie weiterhin in dem Glauben zu lassen, er sei ein lieber und perfekter Partner.

Aus den Erkenntnissen der Leute, die bereits viel Leid erfahren mussten, weil ein Narzisst ihr Leben zerstört hat können wir viel mitnehmen. Wir können aus ihren Fehlern und blinden Flecken lernen, um uns selbst vor der verwüstenden Macht der Narzissten zu schützen.

Die 6 Gründe, wegen denen es fast unmöglich ist, einen Narzissten zu entlarven

In der Anfangszeit wird es dir schier unmöglich sein, zu erkennen, dass du es mit einem echten Narzissten zu tun hast. Das liegt an diesen sechs

1. Manipulation

Narzissten haben es perfektioniert dir eine Wirklichkeit vorzuspielen, die gar nicht existiert. Sie sind Meister im Lügen, Betrügen und Schauspielern. Sie besitzen ein sensibles Gespür für die Wünsche und Nöte anderer Menschen und diese Fähigkeit nutzen sie, um dir zu geben was du möchtest. Zumindest denkst du das. In Wirklichkeit benutzen sie dich für ihre Zwecke, aber bevor du das merkst, haben sie dich schon komplett ausgenommen.

2. Attraktivität

Ein Narzisst befindet sich meist im Mittelpunkt der allgemeinen Aufmerksamkeit, denn er hat etwas an sich, dass die Menschen fasziniert. Er weiß es sich geschickt auszudrücken und andere hören ihm sehr gerne zu. Er weiß wie gut er ankommt und was andere hören wollen – auch du. Das nutzt er, um dich in ihn verliebt zu machen. Und hat er dich erstmal in seinen Bann gezogen, ist es sehr schwer auch schlechte Seiten an ihm wahrzunehmen.

3. Verführung

Am Anfang jeder Liebe steht eine Menge Leidenschaft. Tag und Nacht fällt man übereinander her und verschlingt sich gegenseitig. Diese Hingabe vernebelt dir buchstäblich das Gehirn und du bist kaum in der Lage Schwachstellen aufzuspüren. Dein Überschuss an Glücksgefühlen wird es dir sehr schwer machen, einen Narzissten in der Anfangszeit eurer Beziehung zu erkennen.

4. Vergötterung

Einerseits führt es der Narzisst selbst herbei, andererseits tragen auch die Partner von Narzissten dazu bei, dass der Narzisst der absolute Mittelpunkt in der Beziehung ist. Oft wird ein narzisstischer Partner überhöht. Der Partner idealisiert den Narzissten und sieht ihn wie einen Helden an, der perfekt ist. So werden keine Zweifel an ihm und seinem Verhalten zugelassen und es ist nahezu ausgeschlossen, dass der Narzisst enttarnt wird.

5. Erfahrung
Es kann sein, dass du das narzisstische Verhalten bereits kennst, weil du früher schon einmal einen Menschen in deinem Leben hattest, der dich so behandelt hat, wie es der Narzisst tut. Eventuell hatten dein Vater oder deine Mutter ähnliche Züge. Selbst, wenn du damals darunter gelitten hast, könntest du unbewusst genau so einen Menschen wieder gesucht haben, weil dir das Verhalten vertraut vorkommt und dir ein Gefühl vermittelt, dass du bereits kennst.

6. Abhängigkeit
Ein weiterer Faktor, der bei nahezu allen langfristigen Beziehungen zwischen einem Narzissten und einem Nicht-Narzissten auftritt, ist die Co-Abhängigkeit des Partners. Der Narzisst ist abhängig von seiner Selbstsucht. Und unbewusst ist auch sein Partner von ihr abhängig, wenn er sich selbst als machtlos und klein erlebt. Er braucht mit seinem niedrigen Selbstwertgefühl einen Menschen, zu dem er aufsehen kann und der ihm Halt gibt.

So fördert er unbeabsichtigt, dass allein der Narzisst im Mittelpunkt aller Aufmerksamkeit steht. Für einen Co-Abhängigen Partner ist es unmöglich zu sehen, dass auch der Narzisst etwas Unrechtes tut, denn er würde sich selbst die Verantwortung geben, wenn etwas nicht richtig läuft und seinen narzisstischen Partner in Schutz nehmen.
Punkten, die die Partner von Narzissten nur zu gut kennen.

Die 7 Warnsignale, auf die du genau achten solltest, um den Narzissten zu enthüllen

Nun da wir wissen, was uns davon abhält den Narzissten als einen miesen Beziehungskiller zu entlarven, sollten wir uns den Anzeichen zuwenden, an denen wir erkennen, wenn wir ihm begegnen. Gerade in einer Liebesbeziehung kann sein Verhalten vernichtende Auswirkungen auf den Partner haben. Damit du nicht auch auf einen Narzissten reinfällst, achte unbedingt auf diese sieben Warnsignale.

1. Fehlendes Mitgefühl

Oft sagt man Männern nach, dass sie nicht so sensibel und emotional wären, wie ihre weiblichen Mitmenschen. Trotzdem ist ein gewisses Maß an Empathie nur menschlich. Ein Narzisst hingegen besitzt nicht das kleinste Anzeichen von Mitgefühl. Er schert sich nicht darum, wie es anderen geht, denn er selbst ist der alleinige Mittelpunkt seines Universums. Er kreist nur um sich, seine Wünsche und seine Bedürfnisse. Deswegen musst du besonders auf Anzeichen von Ignoranz deinen Gefühlen gegenüber achten. Ist er nicht nur trampelig, sondern interessiert es ihn einfach nicht, wenn er deine Gefühle verletzt? Dann hast du dein erstes narzisstisches Anzeichen.

2. Überheblichkeit

Ein Narzisst sieht sich selbst als absolut unfehlbar und makellos. Deswegen neigt er dazu, sich über alle anderen zu stellen. Gerne bestimmt er die Dinge und gibt anderen Anweisungen. Kritik an sich lässt er nicht zu. Er hält alle anderen für inkompetent und denkt allen Ernstes, dass sie keine Ahnung von den Dingen haben. Deswegen wirkt er rechthaberisch und besserwisserisch. Wenn dir eines oder mehrere dieser Eigenschaften an ihm auffallen, solltest du hellhörig werden!

3. Anspruchsdenken

Da sich der Narzisst für den absolut tollsten Menschen des Universums hält, setzt er voraus, dass sich alles und jeder um ihn kreist. Er erwartet von dir, dass du immer für ihn da bist, egal wie spät oder früh es ist, egal ob du etwas anderes vorhattest, egal wie unwichtig dir sein Anliegen vorkommt. Stehst du ihm nicht jederzeit uneingeschränkt zu Verfügung, greift er gerne auf Schuldzuweisungen zurück und bereitet dir ein schlechtes Gewissen. Achte darauf, denn das wird dich ansonsten auf Dauer zerstören.

4. Egoismus

Wie bereits mehr als deutlich geworden ist, dreht sich alles im Kopf des Narzissten um ihn selbst. Ständig redet er von sich: Seinen Erfolgen, seinen Zielen, seinen großartigen Erlebnissen. Andere übersieht er schlichtweg. Sie sind auch uninteressant für ihn, denn er selbst ist in seiner Vorstellung schließlich viel wichtiger. Ist dein Partner ein echter Egozentriker, kannst du dir sicher sein, dass du es mit einem waschechten Narzissten zu tun hast.

5. Arroganz

Trägt dein Partner die Nase ganz weit oben und ist immerzu damit beschäftigt von sich selbst zu schwärmen? Erzählt er nur von seinen guten Eigenschaften, aber nie von Misserfolgen? Und, wenn er neue Leute kennenlernt, textet er sie dann mit fabelhaften Geschichten zu, in denen natürlich er die heldenhafte Hauptrolle spielt? Wenn dir dein Partner furchtbar eingebildet und arrogant erscheint, dann solltest du dir unbedingt Gedanken darüber machen, welche narzisstischen Züge er noch an sich hat und ob du diese Beziehung wirklich weiterführen willst.

6. Anerkennungssucht

Narzissten brauchen die Zuwendung anderer, wie die Luft zum Atmen. Sie tun alles, um im Mittelpunkt zu stehen und von allen bewundert zu werden. Dafür schmücken sie die Wahrheit aus, lügen, dass sich die Balken biegen und gehen über Leichen. Sie benutzen ihre Freunde und Partner. Sie nehmen sie aus, bis diese am Ende ihrer Kräfte sind und verzweifeln, weil sie merken, wie sehr sie ausgenutzt wurden. Warte nicht, bis es dazu gekommen ist, sondern halte die Augen offen, bevor es passiert!

7. Kontrolle

Da Narzissten davon überzeugt sind, dass sie alles am besten wissen und die Weisheit mit Löffeln gefressen haben, neigen sie dazu den Ton anzugeben. Sie wollen immer alles in der Hand haben und jede Situation kontrollieren. Das spiegelt sich vor allem auch in ihrer Beziehung wieder. Fällt dir auf, dass dein Partner den Großteil eurer Entscheidungen trifft und das vielleicht sogar allein und ohne dich mit einzubeziehen, solltest du unbedingt die Notbremse ziehen!

Nun weißt du, worauf du achten musst, damit du keinem narzisstischen Menschen in die Falle gehst. Sei vorsichtig, damit du dich nicht manipulieren und um den Finger wickeln lässt und es zu spät ist, bis du bemerkst, dass deine ganze Liebesbeziehung eine Lüge war. Achte darauf, auf wen du dich einlässt, lasse dich nicht ausschließlich von deinen Gefühlen leiten, sondern gehe mit wachen Augen und diesen Ratschlägen in die Beziehung. Dann wird ein Narzisst kein leichtes Spiel mit dir haben und du behältst die Kontrolle über dein Leben und dein Herz.

* * *

Der Grund und die Lösung, wenn ein Narzisst dich mit seinem Schweigen bestraft

Wenn ein Partner den anderen mit Schweigen straft, ist das wohl eine der quälendsten emotionalen Foltermethoden, die es gibt. Bist du auch schon einmal neben deinem Partner gesessen und er hat nicht mit dir geredet? Nicht nur Sekunden und Minuten. Nein, ganze Stunden oder sogar Tage lang. Weißt du auch, wie aufreibend es ist, tausende Nachrichten an ihn zu schreiben und keine einzige Antwort zu bekommen? Wie du sofort aufstehst, wenn dein Handy blinkt, in der Hoffnung, es könnte er gewesen sein?
All diese seelischen Schmerzen müssen die Partner von Narzissten oft über sich ergehen lassen. Zu oft. Denn der Narzisst badet in den Qualen, die er seinem armen Partner damit antut. Wenn du auch einen narzisstischen Partner hast, dann ließ hier, was hinter dem ganzen Theater steckt, wozu es führen kann und wie du am besten damit umgehen kannst.

Warum schweigt er?

Die Regeln, nach denen die Welt des Narzissten funktioniert sind oft vollkommen unverständlich für Menschen, die normal denken und fühlen. Wir würden einem geliebten Menschen nicht absichtlich Leid antun. Schon gar nicht in dem Ausmaß, wie es ein Narzisst tut. Ein wenig Necken hier und ein bisschen Sticheln da ist ihm nämlich zu wenig, denn er fühlt sich zutiefst in seiner Ehre gekränkt und um diese wiederherzustellen, versucht er dich runterzumachen.
Es muss irgendetwas vorgefallen sein, was den Narzissten getroffen hat. Dabei kann es für dein Empfinden auch total klein gewesen sein und du

hast dir wahrscheinlich gar keine Gedanken darüber gemacht. Aber für den Narzissten kann auch schon eine winzige Sache eine große werden, denn er fühlt sich außergewöhnlich schnell angegriffen. Dazu musst du wissen, dass er von sich selbst als den unumstößlichen Superhelden denkt und nimmt er an, dass dieses Bild ins Wanken gerät, durch was auch immer, dann gleicht das einem wahren Weltuntergang.

Nun wird er alles tun, um dich so sehr leiden zu lassen, wie er es selbst empfindet. Anstatt wie ein erwachsener und reifer Mensch anzusprechen, was ihn verletzt hat und mit dir darüber zu reden, wird er dich nach Strich und Faden fertig machen. Und das tut er, indem er sich dir entzieht. Kein Gespräch, keine Erreichbarkeit. Vielleicht wird er sogar für eine Weile ganz von der Bildfläche verschwinden. Entscheidend für ihn ist, dass er bestimmt wie lange und wie sehr er dich leiden lässt. Deine Nachrichten und Anrufe werden kaum einen Einfluss darauf haben.

Was versucht er damit zu bezwecken?

Wenn er sich aus deinem Leben genommen hat, ohne dass du es wolltest, dann wird er innerlich triumphieren. Er wird sich vorstellen, wie sehr du nun leidest und wie sehr du ihn zurücksehnst. Das wird ihm Aufwind geben und sein verletztes Ego pushen. Er tut das Ganze, um sich besser zu fühlen. Und ein Narzisst baut sich selbst nur durch eine feige Art und Weise auf: Er macht andere runter, um sich selbst erhöht zu fühlen.

Er weiß, dass du ohne ihn nicht leben willst und genau da setzt er an. Er will, dass du spürst, wie sehr er dir fehlt. Er möchte dir zeigen, wie unersetzbar er für dich ist. So fühlt er sich mächtig und hat dich unter Kontrolle. Denn in dem Moment, indem er sich von dir gekränkt fühlte,

hatte er die Befürchtung die Kontrolle über dich und eure Beziehung zu verlieren. Das ist ein absolutes No-Go für einen Narzissten. Schließlich muss sich alles um ihn drehen und er will jederzeit bestimmen, wo die Reise hingeht.
Um diese Kontrolle also wieder zu bekommen, manipuliert er dich.
Er entzieht sich dir. Und wenn du bettelt angekrochen kommst, ihn unzählige Male anrufst und Nachrichten auf seiner Mailbox hinterlässt, wenn du eure Freunde nach ihm fragst, wenn du vor seiner Haustür auftauchst, dann hat er alles erreicht was er möchte. Er hat die volle Kontrolle über dich.

Er weiß, dass er so nicht nur dein Leben und deine Handlungen, sondern auch deine Gedanken kontrolliert. Denn nun ist er immer in deinem Kopf. Du machst dir ununterbrochen Sorgen, kannst nicht mehr schlafen, nicht mehr essen und fragst dich die ganze Zeit, was du nur falsch gemacht hast. Das ist eine absolute Wohltat für den Narzissten. Mehr Aufmerksamkeit bekommt er praktisch durch keine andere Aktion.

Wie du ihn wieder zum Sprechen bringst

Der Weg, wie du den Narzissten am Schnellsten wieder zum Sprechen bewegst, liegt auf der Hand. Schreibe ihm: Nachrichten, Emails, Briefe. Rufe ihn an sooft du kannst. Zeig ihm damit, wie sehr dir an ihm liegt und wie sehr du ihn brauchst. Gehe zu ihm und versuche mit ihm zu sprechen. Flehe ihn an, dir zu sagen, was du nur falsch gemacht hast. Weine und versuche ihn davon zu überzeugen, dass du eine gute Freundin sein wirst. Dass du ihm das nie wieder antun wirst. Knie dich vor ihn und bitte ihn unter Tränen noch einmal gnädig zu sein und dir zu verzeihen. Sage ihm, dass du alles dafür tust. Das wäre eine Möglichkeit. Und soll ich dir verraten, wie er reagieren wird?!

Er wird stur sein. Wahnsinnig stur. Er wird dich zappeln lassen, bis er das Gefühl hat, dass du wirklich begriffen hast, dass du nichts bist und er alles. Dann wird er sich ausgesprochen gnädig und großzügig geben und dir sagen, dass er dir noch eine Chance erlauben wird, weil er ja nicht nachtragend ist. Das wird ihn in seinen und deinen Augen zu einem noch besseren Freund machen. Durch diese „*Selbstlosigkeit*" seinerseits, bist du in seiner Schuld. Und natürlich auch, weil du ihn so sehr gekränkt hast. Damit gibst du ihm also die absolute Macht über die Beziehung und er hat alles erreicht, was er mit seinem miesen Schweigen bezwecken wollte.

Wie du wirklich reagieren solltest

Wie gesagt, das ist die eine Möglichkeit. Aber: Sie wird dich nur weiter in einen Strudel aus Kontrolle, Macht und Selbstaufgabe ziehen, dem du, wenn du das Ganze erst ein paar Mal mitgemacht hast, nicht mehr so leicht entkommen kannst. Denn gehst du wirklich so sehr auf sein manipulatives Verhalten ein, dann wird es nichts das letzte Mal gewesen sein, dass er die Nummer bei dir abzieht. Schließlich hatte er damit glänzenden Erfolg.

Wie du wirklich auf sein Schweigen antworten solltest erfordert Arbeit an dir selbst. Du musst dir darüber klar werden, dass das, was er mit dir macht, kein faires Verhalten in einer Beziehung ist und bei euch nichts zu suchen hat. Selbst wenn du etwas falsch gemacht haben solltest, sollte er den Anstand besitzen, menschlich mit dir umzugehen. Aber du hast nichts falsch gemacht und ein Narzisst braucht auch gar keinen Grund, um sich dir gegenüber unmöglich zu verhalten. Er tut es einfach und pfeift auf dich und auf das, was sein Schweigen bei dir anstellt.

Um dich vor diesen fiesen Angriffen auf dein Selbstwertgefühl zu schützen, musst du also erkennen, dass du ein solches Verhalten in eurer Beziehung nicht duldest und dir eine Partnerschaft anders vorstellst. Lasse dich dazu von Menschen beraten, die dir nahestehen. Sie werden dir die nötige Bestätigung und Unterstützung geben.

Nun, da du dir dieser Tatsache bewusst bist, weißt du, dass sein Verhalten falsch ist und nicht deins. Also hör auf dir Vorwürfe zu machen und dich zu fragen, was du falsch gemacht hast und kehre zu deinem Selbstrespekt zurück. Du hast keinen Grund dich verrückt zu machen, denn du bist nicht die Person, die unfair war. Schlage ihn mit seinen eigenen Waffen und wenn er dir auf deine Nachricht oder deinen Anruf nicht antworten sollte, dann versuche es nicht weiter. Du hast ihm den Ball zugespielt und es ist nun an ihm zu reagieren.

Er muss dir genauso zeigen, dass ihm etwas an dir liegt. Schließlich solltest auch du ihm das wert sein. Auf diese Reaktion von dir gibt es zwei mögliche Folgen: Entweder er schweigt eine Weile weiter und wenn er bemerkt, dass er nichts damit bewirkt, wird er sich bei dir melden. Oder er bleibt bei seinem Schweigen und ghosted dich. Das bedeutet, dass er sich nicht mehr melden wird und das von einem Tag auf den anderen.

Tritt die erste Variante ein, dann lass dich auch dann nicht verunsichern. Er wird weiter versuchen dich kleinzumachen und dir die Schuld zuzuschieben. Es ist nun an dir stark zu sein und für dein Recht einzustehen. Lass ihn dir zeigen, dass er auch dich will. Sollte er sich daraufhin von dir abwenden oder sollte sofort Möglichkeit zwei der Fall sein, dann weißt du, dass er es absolut nicht wert ist, dein Partner zu sein.

Narzissten haben große Schwierigkeiten damit einzusehen, dass sich eine Beziehung aus zwei Partnern zusammensetzt, die gleichermaßen wichtig sind. Sollte dein Freund das nicht akzeptieren, sondern dieses manipulative Spiel des Schweigens weiter mit dir spielen wollen, dann mach da nicht mit! Respektiere dich selbst und lass dich nicht auf seine verdrehte Wahrnehmung der Wirklichkeit ein. Nur du weißt, was gut für dich ist und glaube mir, du wirst merken, dass diese feige Methode dich zurückzugewinnen das absolute Gegenteil von dem ist, was du verdienst.

* * *

Kann man mit einem Narzissten zusammenleben – und wenn ja, wie?

Gemeinhin wird eher geraten, dass du schnellstmöglich die Flucht ergreifen solltest, wenn du an einen Narzissten geraten bist, der offensichtliches Interesse an dir hat. Denn hinter der charmanten Fassade, die ein typischer Narzisst am Anfang einer Beziehung trägt, steckt tatsächlich ein absoluter Egomane, der sich selbst größer und bedeutender sieht, als er tatsächlich ist. Seine eigene Größe zieht er daraus, dass er andere – insbesondere seinen Partner – benutzt, tyrannisiert und hemmungslos herabsetzt. Und das natürlich am liebsten in der Öffentlichkeit, wenn es andere mitbekommen. Ein typischer Narzisst will die vollständige Kontrolle über das Leben seines Partners, der sich bedingungslos unterzuordnen hat.

Jedoch kann die Beziehung mit einem Narzissten durchaus auch angenehme Facetten haben. Denn eines ist sicher: Langweilig wird es in der Beziehung definitiv nicht. Und nicht zuletzt gibt es sehr wohl auch einige Möglichkeiten, wie du dem Narzissten den Wind aus den Segeln nehmen und ihm seine Grenzen aufzeigen kannst.

Warum scheint die Beziehung zu einem Narzissten unmöglich zu sein?

Warum vielen Menschen die Beziehung mit einem Narzissten als unmöglich erscheint, hat mehrere Gründe. Zum einen beginnt der Narzisst damit, unauffällig Forderungen zu stellen, sobald die romantische Anfangsphase vorüber ist und die Beziehung gefestigt erscheint. Diese scheinbar kleinen Forderungen erfüllst du als Partnerin natürlich gern, weil du deinen Partner glücklich machen möchtest. Anfangs bedankt sich der Narzisst sogar noch dafür, doch im Lauf der Zeit delegiert er immer mehr Aufgaben an dich durch.

Der Narzisst degradiert dich also äußerst sanft und behutsam zu seinem Diener. Das nimmst du meist gar nicht wahr. Und wenn doch, ist dir nicht bewusst, dass dahinter eine perfide Strategie steckt. Weil du völlig im Dienst deines Partners stehst, bleiben deine eigenen Wünsche und Bedürfnisse dabei natürlich langfristig auf der Strecke. Der Narzisst saugt deine Energie also regelrecht aus.

„*Gleiches Recht für alle*" gilt für einen Narzissten in einer Beziehung nicht. Er will sich um die großen Dinge des Lebens kümmern, die kleinen, alltäglichen Dinge hingegen sind ihm völlig egal. Putzen, spülen oder den Müll rausbringen, bleibt also an dir hängen. Für alle Annehmlichkeiten des Lebens wie den entspannten Feierabend mit gutem Sex darfst du dagegen sehr wohl sorgen. Im Grunde ist der Partner für einen Narzissten also nur ein Objekt, das bei Bedarf benutzt wird. Forderst du ihn tatsächlich einmal dazu auf, eine dieser Kleinigkeiten zu erledigen, findet ein Narzisst mit Sicherheit unzählige Ausreden, warum es ihm nicht möglich ist – oder er stellt sich einfach so ungeschickt an, dass du es künftig gleich wieder selber machst.

Ein Narzisst strebt nach der vollständigen Kontrolle über den Partner und will von diesem verwöhnt werden. Er nimmt dir im Lauf der Zeit alle Entscheidungen ab und wird sauer, wenn du gegen die von ihm aufgestellten Regeln verstößt. Und das erst recht, wenn du es wagst, eigenständig zu handeln. Für ihn selbst gelten diese Regeln nach Meinung des Narzissten natürlich nicht.

Selbstverständlich macht der Narzisst selbst auch keine Fehler, weshalb er in der Beziehung auch keine Verantwortung übernimmt. Hat er Schwierigkeiten oder einen Misserfolg, liegt die Schuld dafür beim Partner. Auf die Idee, dass er sich selbst einmal in Frage stellen könnte, kommt ein Narzisst erst gar nicht, weil er sich als über jeden Zweifel erhaben sieht. Bei anderen Menschen hingegen findet der Narzisst den wunden Punkt zielsicher. Und den wird der Narzisst bei passenden Situationen auch zielgenau treffen. Das bedeutet: In einer Partnerschaft mit einem Narzissten läufst du Gefahr, permanenter Kritik ausgesetzt zu sein. Selbst durch kleine Kränkungen gelingt es dem Narzissten, dein eigenes Selbstwertgefühl zu schwächen.

So kannst du dich durch die Vereinnahmung durch einen Narzissten wehren

Es gibt allerdings sehr wohl einige Tipps und Strategien, wie du dich gegen die Vereinnahmung durch einen Narzissten wehren kannst. Das sind die wichtigsten:

Lass dich nicht blenden: Am Anfang der Beziehung bist du vermutlich der Überzeugung, den absoluten Traumprinzen gefunden zu haben, weil dich dein Partner auf Händen trägt. Findest du es beispielsweise seltsam, wie hoch dich dein Partner auf einen Sockel hebt, zeigt das oft schon an, dass du einem Egomanen am Haken zappelst.

Beachte die Warnsignale: Ist der potenzielle Partner im Leben schon allzu oft gescheitert, kann es durchaus sein, dass es sich um einen Narzissten handelt. Hier kommt es darauf an, wie er selbst mit seinen Fehlern aus der Vergangenheit umgeht. Weist er stets nur anderen die Schuld zu, kannst du fast sicher sein, dass es sich um einen Narzissten handelt. Auch wenn du im Vergleich zu früheren Partnerinnen zu gut abschneidest, sollten bei dir die Alarmsirenen schrillen.

Er will immer im Mittelpunkt stehen: Hinsichtlich Beziehungen verhalten sich Narzissten wie Junkies: Sie brauchen stets eine Zufuhr an Selbstbestätigung, weshalb sie oft auch mehrere Beziehungen zugleich führen. Den Partner sehen sie nicht als eigenständigen Menschen mit Bedürfnissen, Wünschen und Gefühlen. Einen Partner auf Augenhöhe suchen Narzissten keineswegs, sondern vielmehr einen Spiegel, der ihnen immer wieder vor Augen hält, wie großartig sie sind.

Dulde kein schlechtes Benehmen: Nachdem die erste Phase der Verliebtheit vorüber ist, beginnt der Narzisst, seinen Partner abzuwerten, emotional auszubeuten und zu manipulieren. Verbalen Attacken – insbesondere in der Öffentlichkeit – solltest du schnellstmöglich einen Riegel vorzuschieben und Grenzen zu setzen. Das wird jedoch keinesfalls konfliktfrei vonstatten gehen.

- *Das Selbstbewusstsein stärken: Ein Narzisst sucht gezielt nach deinen Schwachstellen und nutzt diese auch gehörig aus. Steh zu dir und dem was du bist, nur so hast du die notwendige psychische Stabilität, um diesen Attacken entgegenzuwirken.*

Lasse keine Verunsicherung zu: Kleine Sticheleien und der eine oder andere Machtkampf sind in Beziehungen nicht ungewöhnlich. So mancher Narzisst nutzt aber auch die Strategie des sogenannten Gaslightning, um seine Partnerin zu verunsichern. Derartige Manipulationsversuche solltest du keinesfalls zulassen und sofort dagegen steuern.

Behalte deine sozialen Kontakte: Sehr oft versuchen Narzissten, einen Keil zwischen dich und deinen Freunden oder deiner Familie zu treiben, um dich sozial abzuschotten. Behalte den Kontakt bei und pflege ihn, ganz gleich, was dein Partner sagt. Damit schaffst du dir einen eigenen Freiraum und stellst die Beziehung zu deinem Partner nicht ins absolute Zentrum deiner Aufmerksamkeit.

* * *

erwarten kann. Den ganzen Frust über diesen herben Rückschlag bekommt der Partner mit voller Wucht ab. Das reißt ihn in ein tiefes Loch und er erlebt nun endlich das wahre Gesicht des Narzissten.

Die Beziehung mit einem Narzissten ist von einem starken Auf und Ab geprägt, dass keiner lange unbeschadet überstehen kann. Niemand wird dem Narzissten das geben können, was er sich so sehr wünscht. Denn es liegt in ihm, sich selbst anzunehmen. Aber das kann er nicht. Deswegen ist er gefangen in einem dramatischen Kreislauf aus himmelhochjauchzend und zu Tode betrübt. Am besten ist es, sich nicht auf diese Achterbahn der Gefühle und Erwartungen einzulassen und so schnell wie möglich das Weite zu suchen, bevor es zu spät ist.

* * *

Narzissmus – Wenn krankhafte Selbstliebe die Beziehung zerstört

Narziss – das ist der junge Gott in der griechischen Mythologie, der so sehr in sein eigenes Spiegelbild verliebt war, dass er sich selbst ins Unglück und ins Verderben stürzte. Nicht ohne Grund nennen wir Menschen, die zu krankhafter Selbstliebe neigen, bis heute Narzissten. Doch Narzissmus belastet nicht nur denjenigen, der mit dieser Persönlichkeitsstörung gezeichnet ist. Jede Partnerschaft leidet unter der Störung. Wenn du einen Narzissten liebst, musst du aufpassen, dass dich seine Selbstliebe nicht zerstört.

Wenn du einen Narzissten liebst, bedeutet das, dass du mit einem Menschen zusammenbist, der zu einer krankhaften Selbstliebe neigt. Aber ist das nicht gut? Ist es nicht erstrebenswert, sich selbst zu lieben, so wie man ist? Selbstliebe, das beinhaltet doch Selbstbewusstsein, das Vertrauen in die eigenen Fähigkeiten und das Wissen darum, was man wehrt ist. Wünscht man sich nicht, selbst so zu sein? Und wäre es nicht schön, einen Partner zu haben, der gerade diese Selbstsicherheit besitzt? Nein, leider ist das Leben mit einem Narzissten alles andere als schön. Es kann belastend und zerstörerisch sein. Und oft gibt es keinen anderen Ausweg, als die Beziehung zu beenden.

Leben mit dem Narzissmus des Partners

Der Narzisst will immer und überall deine Anerkennung, deine Bewunderung. Keine andere Meinung zählt außer seiner eigenen. Er prahlt mit seinem Können, seiner Leistung und seinen Fähigkeiten. Doch meistens ist nicht viel dahinter. Du bist es leid, immer wieder davon zu hören, wie wundervoll er ist. Und gleichzeitig folgen doch nie Taten. Im Gegenteil: Der Weg ist gepflastert von Misserfolgen, für die natürlich alle andere die Schuld tragen.

Mit einem Narzissten zu leben bedeutet, dass immer der Partner im Mittelpunkt steht.

Es geht immer um seine Gefühle, seine Ziele, seine Enttäuschungen, seine Erwartungen. Und wo bleibst du dabei? Wer fragt dich nach dem, was du kannst und möchtest? Wer will deine Meinung zu den vielen Themen hören? Der Narzisst ganz sicher nicht. Der will deine Bestätigung, aber bloß keine Kritik. Denn mit dieser kann der Narzisst nicht umgehen.

Es geht permanent darum, dass er sich besser fühlt. Zu welchem Preis? Er fühlt sich nie wirklich anerkannt und verstanden, denn er ist gar nicht so fehlerfrei, wie er es von sich glaubt. Seine Frustration und seine Wut wachsen. Und du als Partnerin bekommst diese zu spüren.

Mit einem Narzissten zu leben ist immer ein Drahtseilakt. Du musst ihm die Bestätigung geben, die er sucht, Nachsichtigkeit zeigen, wo er übers Ziel hinausschießt, eigene Bedürfnisse zurückstellen, Kritik für dich behalten und die negativen Konsequenzen, die seine Persönlichkeitsstörung nach sich ziehen, dennoch gemeinsam mit ihm tragen.

Mit einem narzisstischen Partner zu leben, bedeutet also vor allen Dingen eines: *Du brauchst viel Kraft.*

Was geht in einem Narzissten vor?

Narzissmus ist eine etwas salopper Bezeichnung für eine narzisstische Persönlichkeitsstörung. Wer darunter leidet, hat eine völlig verdrehte Wahrnehmung von sich selbst. Der Narzisst glaubt, besonders herausragend zu sein. Nur leider ist das in der Regel nicht. Es besteht ein Missverhältnis zwischen dem, was er über sich denkt und dem, was die Realität widerspiegelt. Das macht ihn unzufrieden und spornt ihn dazu an, sich immer mehr zu präsentieren. Der Narzisst prahlt und spielt sich auf. Dabei will er natürlich nicht hören, dass er falsch liegt. Irgendwo tief in ihm drin besitzt er ein fehlendes Selbstwertgefühl. Um dieses zu kompensieren, übertreibt er es nach Außen hin und baut eine Fassade auf, die er selbst nicht mehr durchschaut. Womöglich kann er die Realität also schon lange nicht mehr erkennen.

Diese übermäßige Selbstdarstellung braucht sehr viel Energie. Vielleicht ist das der Grund, dass der Narzisst nicht mehr viele Kapazitäten frei hat, um wirklich etwas im Leben auf die Beine zu stellen. Stattdessen manipuliert er andere, er lügt und lebt in der ständigen Vorstellung, alle

anderen seien nur neidisch auf ihn und würden ihm deshalb die nötige Anerkennung nicht schenken.
Sein Selbstwertgefühl zieht er aus der Demütigung und Herabsetzung anderer. Nur, wenn er die anderen kleinmacht, kann er sich groß fühlen. Welche Partnerin erträgt dies auf Dauer? Wutanfälle, Misstrauen und fehlende Empathie prägen die Beziehung.

Übermäßige Anforderungen an die Partnerschaft

Auch an seine Partnerin hat der Narzisst große Ansprüche. Sie ist seine Traumfrau, nicht weniger. Das liest sich vielleicht romantisch, ist es aber nicht. Denn der Narzisst erwartet zwangsläufig nur das absolute Maximum. Du hast die perfekte Frau für ihn zu sein. Und wenn du das nicht bist, reagiert er gekrängt und wütend. Er sucht die Schuld bei dir, nicht bei sich selbst.
Eifersucht, Streit, übertriebene Erwartungen und immer geht es nur um ihn. DU schenkst ihm nicht genug Anerkennung, DU weißt ihn nicht zu schätzen, DU ruinierst die Beziehung. Dir kommt das alles sehr bekannt vor? Dann hast DU wahrscheinlich längst nicht mehr die Kraft, noch viel in diese Beziehung zu investieren.

Ausbruch aus der Narzissten-Falle

Das Leben mit einem Narzissten erfordert vor allen Dingen eines: Grenzen zu setzen. Du musst aufhören, deinen Partner als Mittelpunkt der Beziehung zu betrachten, auch wenn er sich ständig dazu macht.
Es ist nicht unmöglich, mit einem Narzissten glücklich zu werden. Das kommt auch immer darauf an, wie stark seine narzisstische Persönlichkeitsstörung ausgeprägt ist. Doch immer setzt der Narzissmus des Partners voraus, dass du Grenzen steckst und an dich selbst denkst.

Du brauchst einen langen Atem und viel Geduld. Vieles ist die Aufregung nicht wert, und wer mit einem Narzissten lebt, muss ganz oft auch einfach nur weghören. Doch irgendwo sind immer Grenzen. Und die sind genau dann überschritten, wenn deine eigene Seele in Mitleidenschaft gezogen wird. Nein, du musst nicht immer funktionieren, und ja, auch deine Meinung zählt. Du darfst durchaus auch einmal Aufmerksamkeit einfordern.

Sprich mit deinem Partner. Er muss verstehen, dass dich viele seiner Verhaltensweisen verletzen. Kritik an ihn musst du vorsichtig verpacken. Achte immer darauf, seinen Stolz nicht zu verletzen. Sprich nicht davon, was bei ihm falschläuft, oder was bei ihm nicht stimmt, sondern nur, wie du dich fühlst. Manchmal kann ein ruhiges und vorwurfsfreies Gespräch helfen, dass der Narzisst sein eigenes Verhalten überdenkt.

Und wenn nicht? Horche in dich hinein. Du bist es dir schuldig, einen Schlussstrich zu ziehen, wenn deine inneren grenzen überschritten wurden. Denk daran, niemand ist dafür verantwortlich, dass du glücklich bist, nur du selbst. Und wenn das bedeutet, sich von einem narzisstischen Partner zu lösen, so ist dies der einzige richtige Weg, um wieder zu dir selbst zu finden und frei zu sein für eine Beziehung, in der gegenseitige Liebe und Respekt herrsche*n*.

* * *

Stopp – dein Narzissmus zerstört mich nicht!

Einen Narzissten zu lieben – das bedeutet Selbstliebe bis zur Selbstzerstörung. Als Partnerin bist du gefangen in diesem Strudel und musst darauf achten, nicht selbst unterzugehen. Und irgendwann ist der Punkt erreicht, an dem es nicht mehr geht. Dann wird es Zeit, Grenzern zu setzen, um dich selbst zu schützen.
Es begann wie in einem Liebesfilm. Zu schön, um wahr zu sein. Dein Partner stand wie ein absoluter Traumprinz vor dir. Dir imponierten sein Selbstbewusstsein und seine Erzählungen darüber, was er alles erlebt und geleistet hatte und welche Möglichkeiten sich ihm boten. Er war beruflich erfolgreich, ein Mann, der von allem eine Ahnung hatte und bereit war, die Welt zu erobern.

Und dich trug er auf Händen. Bereits nach wenigen Dates versicherte er dir, dass du seine absolute Traumfrau, seine große Liebe seist. Er machte schnell Nägel mit Köpfen, plante eure Zukunft, sprach von Möglichkeiten und Visionen, die sich für euch beide eröffneten.
Zu schön, um wahr zu sein. Und leider war es das auch nicht.

Der Absturz kommt schleichend

Schnell bekommt die schöne Fassade Risse. Es läuft nicht alles so glatt bei deinem Partner, wie er dir das immer weismachen wollte. Seine beruflichen Erfolge bleiben aus. Im Gegenteil, er sammelt eher Misserfolge. Weder mit Kollegen kommt er klar, noch mit seinen Vorgesetzten. Er schäumt vor Wut und Frustration, wenn er abends nach Hause kommt. Und immer wieder kannst du dir anhören, dass diese Leute ihn und seine Arbeit nicht zu schätzen wüssten. Ungerecht sei er behandelt worden. Man erkenne seine Leistung nicht an. Und die Kollegen seien nur neidisch auf seine Fähigkeiten und missgönnten ihm seinen Erfolg.

Er ist eindeutig das Opfer. Doch ist er das nicht auffallend oft? Auch privat wiederholt sich dieses Muster. Niemand weiß ihn zu schätzen. Seine Familie, seine Freunde – keiner versteht ihn und schenkt ihm die Anerkennung, die er verdient. Und das liege natürlich daran, dass alle neidisch auf ihn seien.

Dich überfällt Zweifel. Haben denn wirklich alle einen Grund, neidisch auf ihn zu sein? Im Grunde hast du doch auch schon längst erkannt, dass er gar nicht so großartig ist, wie er immer tut. Mehrmals schon hast du seine vielen Prahlereien durchschaut und dich insgeheim dafür geschämt. Ist es nicht vielmehr so, dass er derjenige ist, der vor Neid zerfressen wird, der sich ständig damit beschäftigt, was andere haben und bekommen?

Aber äußern würdest du deine Zweifel nicht. Den Fehler hast du bereits ein paar Mal gemacht und gemerkt, dass er mit Kritik nicht sonderlich gut klarkommt. Er fühlt sich sofort angegriffen und reagiert beleidigt. Oder er steigert sich in zerstörerische Wutanfälle hinein und verletzt dich seelisch dabei bis aufs Mark. Scheint es ihm ohnehin nicht besser zu gehen, wenn er dich kleinmachen und demütigen kann?
Aber natürlich bist immer du schuld, weil DU ihn nicht verstehst, weil du ihn nicht respektierst, weil du ihn nicht unterstützt, so, wie er es verdient hätte.

Das Kind hat einen Namen: *Narzissmus*

Bist du nun überrascht, weil du dich und deine Beziehung so vollkommen in dieser Beschreibung wiederfindest? Wie kann das sein, dass ein Artikel so nahe an der eigenen, persönlichen Wahrheit dran ist? Die Antwort: Das Phänomen, das du in deiner Partnerschaft erlebst, hat einen Namen. Du bist mit einem Narzissten zusammen.

Narziss, das war jener junge Gott in der griechischen Mythologie, der so sehr in sein eigenes Spiegelbild verliebt war, dass er jeden Bezug zur Realität verlor. Schließlich war es diese krankhafte Selbstliebe, die ihn ins Verderben stürzte.

Menschen, die unter einer narzisstischen Persönlichkeitsstörung leiden, besitzen im tiefsten Inneren ein geringes Selbstwertgefühl. Aus einer Art Selbstschutz und meist durch Erfahrungen in ihrer Kindheit glauben sie jedoch, etwas Besonderes, jemand Herausragendes sein zu müssen. Diese Selbstlüge haben sie so perfektioniert, dass sie fest von ihrer eigenen Großartigkeit überzeugt sind. Da passt es natürlich nicht ins Bild, Kritik oder Misserfolg zu ernten. Aus diesem Grund suchen Narzissten zwanghaft die Schuld bei anderen. Diese seien nur neidisch – das möchten sie gerne glauben, weil sie selbst meist von Neid und Missgunst zerfressen sind.

Die Selbstlüge alleine funktioniert aber nur begrenzte Zeit. Dann ist es an den anderen, sie in ihrer Großartigkeit zu bestätigen und ihnen die ersehnte Anerkennung zu geben. Das kann nur leider niemand leisten. Auch du als Partnerin nicht. Es ist zermürbend, den Narzissten regelmäßig die Bestätigung geben zu müssen, die er sucht. Es gelingt dir ohnehin nie, denn das Problem sitzt tief in ihm drin.

Denk an dich selbst

Seine Wut, seine Gekränktheit, seine Ich-Bezogenheit – all das ist schwer zu ertragen. Und dabei mangelt es dem Narzissten an Empathie. Er ist blind für das, was in DIR vorgeht. Deine Bedürfnisse haben in der Welt des Egomanen keinen Raum. Doch diesen Raum solltest du dir nehmen, sonst gehst du selbst zugrunde.

Es ist an der Zeit, eine Grenze zu ziehen und **STOPP**! Zu sagen. Fühle dich nicht verantwortlich für das, was in seiner Seele nicht stimmt, Kümmere dich um deine Seele. Du hast ein recht darauf, dass es auch dir gutgeht und auch du etwas Anerkennung und Aufmerksamkeit bekommst. Und: Er hat die Messlatte verdammt hochgelegt, indem er dir von Anfang an suggerierte, seine Traumfrau zu sein und diese Erwartung zu erfüllen. Die große Liebe empfindet er nur für sich selbst. Du sollst ihn darin unterstützen, nur sich selbst zu lieben. Doch echte Liebe ist etwas Gegenseitiges. Wenn du nun erkennst, dass er viel zu sehr mit sich selbst beschäftigt ist, als dass er dir Liebe schenken kann, ist es Zeit einen Schlussstrich zu ziehen.

Narzissmus ist eine Persönlichkeitsstörung, die vielleicht aufgearbeitet werden kann, ja auch mit Hilfe eines liebenden Partners. Dazu sollte er aber bereit sein, diese Störung an sich zu erkennen und zuzugeben und sich freiwillig in Therapie zu begeben. Das wird nur schwer gelingen, denn der Narzisst erkennt selten, dass das Problem bei ihm liegt.

Immer, dann, wenn deine eigene Persönlichkeit verletzt wird, bist du für dich selbst verantwortlich. Entscheide, wann es genug und auch für dich zeit für größere Selbstliebe ist.

* * *

Nachwort:

Ich schließe dieses Buch mit einem vielsagenden Zitat zum Thema Narzissmus ab.

"Was für den Selbstsüchtigen gilt, gilt auch für den narzisstischen Menschen. Dessen allgegenwärtiges Interesse ist es weniger, sich Dinge anzueignen, als vielmehr sich selbst zu bewundern. Oberflächlich betrachtet scheinen diese Menschen in sich selbst verliebt zu sein; in Wirklichkeit aber können sie sich nicht leiden, und mit ihrem Narzissmus wie mit der Selbstsucht kompensieren sie einen grundlegenden Mangel an Selbstliebe. Freud hat betont, dass der Narzisst seine Liebe vom anderen zurückzieht und auf die eigene Person richtet. Der erste Teil dieser Behauptung ist richtig, der zweite ist ein Trugschluss. Er liebt weder die anderen noch sich selbst." - Erich Fromm, Die Antwort der Liebe

* * *

Der Poet

der_poet_official

Deno Licina

www.deno-licina.com